AF509347

Td 8. 109

T. 2649
H

par Mr Jault.

PNEUMATO-PATHOLOGIE,

OU

TRAITÉ
DES MALADIES
VENTEUSES;

Traduit du Latin de M. COMBALUSIER, Docteur Régent de la Faculté de Médecine en l'Université de Paris, Professeur de Pharmacie dans la même Faculté, & Docteur de celle de Montpellier :

Par M. J. Docteur en Médecine, & Professeur Royal.

TOME PREMIER.

A PARIS,

Chez DEBURE l'Aîné, Libraire, desAuguftins, à l'Image S. Paul.

M. DCC. LIV.

Avec Approbation & Privilége du Roi.

Explication de quelques termes de Médecine qui pourroient arrêter certains Lecteurs.

Abdomen.	C'est ce qu'on appelle proprement le ventre.
Anxieté.	Sorte d'inquiétude qui naît de la difficulté de la circulation dans les parties internes.
Ascite.	Hydropisie du ventre avec épanchement d'eau.
Æriologie.	Exposition des causes.
Atonie.	Défaut de ton ou de ressort, relâchement. Ce mot n'est pas pris dans toute sa rigueur.
Cachectiques.	Ceux qui ont une mauvaise disposition du corps, causée par la dépravation des humeurs, & tendante à l'hydropisie.
Cardialgie.	Douleur à l'orifice supérieur de l'estomac, avec syncope, ou menace de syncope.
Carminatif.	(*remède*) Qui est contre les Vents.
Emphysème.	Enflûre ou tumeur causée par des Vents.
Enkisté.	Renfermé dans un kist, c'est-à-dire dans une capsule.

Gaſtrique. Qui apartient à l'eſtomac.

Iſchurie.   Suppreſſion d'urine.

Lipothymie. Défaillance.

Paroxyſme. Accès ou attaque d'une maladie qui revient par intervales.

Paſſion ou *affection flatueuſe*. Indiſpoſition habituelle occaſionnée par des vents de toute eſpèce.

Spaſme.   Convulſion, ou contraction violente & involontaire.

Spaſmodique ou *convulſif*. Qui eſt accompagné de convulſion, ou de contraction violente & involontaire.

Strangurie. Maladie dans laquelle l'urine ne coule que goute à goute.

Tonique. (*action*) Contraction propre à toutes les fibres ſenſibles du corps humain.

Tonique, remède) Qui donne du reſſort aux ſolides.

Tympanite. Hydropiſie venteuſe.

Tympanitique. Qui a une hydropiſie venteuſe.

Quoique la plûpart de ces mots ſoient expliqués dans le corps de l'Ouvrage, on a crû devoir en donner ici une notion ſuccinte, pour ne point arrêter le Lecteur. S'il en trouve quelqu'autre qui l'embarraſſe, il lui ſera aiſé d'en acquérir l'intelligence, en conſultant la Table des Chapitres.

PRÉFACE

DU TRADUCTEUR.

ON donne au Public la Traduction du *Traité des Maladies Venneufes*, pour fatisfaire au jufte empreffement de plufieurs perfonnes, qui n'ayant pas l'avantage d'entendre le Latin, fouffroient impatiemment d'être privées de celui de confulter cet Ouvrage. L'Auteur, formé dans la célébre Faculté de Montpellier, dont il eft Docteur depuis vingt ans, & où il a rempli les fonctions de Profeffeur, Adjoint de la Société Royale des Sciences de la même Ville, & déja connu par des écrits lûs aux Affemblées publiques de cette Académie, le fut bientôt davantage par le Traité dont il s'agit ici, qu'il mit au jour dès qu'il fut arrivé à Paris. L'accueil que l'Ouvrage éprouva de la part des Médecins & des autres Savans, ne contribua pas peu à fixer M. Combalufier dans cette

a iij

Capitale, & à le déterminer au facrifice des deux Chaires de Profeſſeur en Médecine de la Faculté de Valence, que feu M. le Chancelier d'Agueſſeau avoit réuries en fa faveur. Il eut dèſlors la louable ambition d'appartenir à la Faculté de Paris. Cet illuſtre Corps le vit avec plaifir fe mettre au rang de ſes Candidats, & donna bientôt toute fa confiance à fon zèle. Le nouveau Bachelier devint en même temps le défenſeur de la Faculté de Paris, de celle de Montpellier, de la prééminence de la place de Premier Médecin du Roi, & des droits de toute fa profeſſion. Tout le monde connoît le fuccès des dix Mémoires imprimés, qui font fortis de la plume de M. Combaluſier, pendant le cours des conteſtations des Médecins avec les Chirurgiens, demême que la reconnoiſſance de la Faculté à fon égard.

Mais il s'agit moins de faire connoître l'Auteur, que fon Ouvrage. Il m'a paru qu'on le liroit avec plus de fruit, après en avoir vû une analyſe fuccincte, & propre à tourner la principale attention fur les objets les plus neufs & les plus intéreſſans qui s'y trouvent. Pour ménager cette utilité aux Lecteurs, je parlerai fouvent d'après les converfations que j'ai eues fur

cette matiére avec M. Combalufier, &
j'inférerai ici fidélement plufieurs remarques qu'il m'a communiquées, & qui doivent fervir d'éclairciffement ou de fupplé-
ment à certains endroits de fon Ouvrage.

Rien n'eft plus propre à répandre la lu-
miére que l'ordre qui y regne, & qui fe
fait fentir d'une maniere avantageufe dans
la partie hiftorique, qui eft traitée la premiere, comme il convenoit. Les Vents y
font d'abord confidérés fous un point de
vûe général, qui laiffe entrevoir les efpèces : l'on defcend enfuite dans le détail de
ces mêmes efpèces, qui font fixées par
des caractéres fenfibles, comme par l'é-
ruption des vents, par leur retenue au dedans du corps, par leur fixité ou leur mo-
bilité, &c. On ne trouve nulle-part une
defcription plus exacte, plus méthodique,
& plus lumineufe, des maladies venteufes.
On a un tableau complet de chacune
d'elles, & une expofition circonftanciée
de ce qui les précéde, de ce qui les accompagne, & de ce qui les fuit. *La paffion* ou *l'affection flatueufe*, qui femble les
réunir toutes, méritoit bien d'être foigneufement décrite, comme elle l'a été.
Il faut un peu de fineffe pour fentir tout
le prix de la diftinction de cette maladie
en fes trois efpèces.

L'hiftoire de la Tympanite qui termine,

ce premier Chapitre, en fait fans contredit le principal mérite. Le fiége, le principe & le traitement de cette maladie rare & finguliere, paroiffent avoir été prefque également ignorés des Médecins qui en ont parlé. L'opinion de M. Littre, qui exclut les vents de la cavité du bas-ventre, & les fixe dans celle de l'eftomac & des inteftins dans toute tympanite, dominoit avec quelque raifon parmi le plus grand nombre des Médecins. Quelques-uns croyoient avec prefque toute l'antiquité, & le célebre Boërhaave, que les vents qui caufent la tympanite, étoient toujours logés dans la capacité de l'abdomen. Plufieurs enfin reftoient dans l'incertitude fur le véritable lieu de cette collection flatueufe. M. Combalufier en ramaffant toutes les obfervations éparfes, en les réduifant à leur jufte valeur, & en y en joignant une qu'il a faite lui-même, & qui eft fans contredit la plus détaillée & la plus autentique qu'il y ait dans ce genre, a diffipé le doute, & a établi irrévocablement, ce que perfonne n'avoit fait avant lui, quatre efpèces de tympanite ; celle où les vents font contenus dans le canal alimentaire ; celle où ils font établis dans la cavité du bas-ventre ; celle où ils occupent l'un & l'autre ; & celle enfin où ils rempliffent les véficules du tiffu cellulaire, ou intérieur ou extérieur. Cette observation intéressante, que M. Combalusier avoit seulement fondue par extrait dans son Ouvrage, se trouvera à la fin du second Volume dans la même forme, sous laquelle l'Auteur la communiqua à l'Académie de Montpellier.

Après avoir présenté le Tableau de toutes les maladies venteuses, il falloit en découvrir la source. Pour réussir dans cette entreprise difficile, qui est l'objet du second Chapitre, l'Auteur examine d'abord, & combat prudemment & succinctement, les différens sentimens sur l'origine des vents. Le vice qui leur est commun, est d'établir comme perpétuelle & universelle, une cause qui n'est que particuliére & accidentelle : il y a dans tous ces sentimens un excès ; il faut en retenir une partie, & rejetter l'autre. C'est ainsi que M. Combalusier, en convenant que les vents naissent plus ou moins souvent de la diminution ou de l'augmentation de la chaleur, de la fermentation, du relâchement, & du spasme, prouve invinciblement qu'aucune de ces causes prise séparément ne peut être considerée comme le principe unique des vents. On voit par cette réfutation sage, & par l'usage qu'en fait l'Auteur, combien il est utile dans toute matiere obscure, sur-tout en Médecine, de ne se livrer à aucune opinion,

mais de difcuter ce que chacune a de vrai
& de faux, & de former fon fentiment
d'après ce jugement impartial.

Cet examen préliminaire, quelque propre qu'il foit à préparer les voies à la dé-
cifion de la queftion dont il s'agit, ne
fuffifoit point encore à l'Auteur pour fe
déterminer. Il a crû avec jufte raifon ne
pouvoir prononcer fur l'origine des vents,
fans avoir préalablement porté une attention particuliére fur l'air qui en fournit la
matiere, & fur le canal membraneux où
ils fe forment.

La defcription générale de l'air, & le
détail particulier de fes propriétés effentielles, font ici de l'utilité la plus frap-
pante, & prouvent combien les connoiffances phyfiques fobrement employées
peuvent fervir en Médecine. Ce que l'Auteur dit en peu de mots du reffort de l'air,
fait fentir comment cet air doit agir fur
l'eftomac & les inteftins, & jette les premiers rayons de lumiere fur la théorie des
maladies venteufes. Ce qu'il ajoute fur
l'air qui entre dans la compofition des
corps & des alimens dont on fe nourrit, préfente d'abord la matiere propre à
engendrer des vents. Ce qu'il expofe fur
les différentes manieres dont l'air contenu
dans le tiffu des corps fe développe, montre comme avec le doigt, comment il

peut fe dégager de nos alimens. Ce qu'il obferve fur l'incorporation & la fixation de cet air développé, eft très-lumineux pour la recherche des remèdes propres à combattre les vents. Ce qu'il dit enfin, en fe rapprochant davantage de fon fujet, de l'entrée de l'air extérieur dans le canal alimentaire, du développement qui s'y fait de celui qui eft contenu dans les alimens, du paffage de cet air avec le chyle dans le fang & dans les autres humeurs, de la poffibilité de fon éruption du fein de ces liquides, & de fon retour dans les premieres voies, de toute fon action phyfique fur les parois de ce canal, répand encore plus de jour fur cette matiere, & fert en partie de fondement à la théorie des vents.

L'Auteur avance que l'action de l'air fur le tuyau membraneux répond à fa quantité, à fa pefanteur, & fur-tout à fon reffort; & cela ne peut être contefté. Il eft vrai que fa quantité paroît ne rien faire à fon action, qu'autant qu'elle augmente la denfité & par conféquent le reffort. Pour fe perfuader que l'Auteur l'a entendu ici dans ce fens, on n'a qu'à confulter le détail des caufes, où l'on verra que le plus grand volume d'air n'eft mis que comme caufe de la denfité.

L'Auteur, après cet important exa-

men de l'air, donne en peu de mots une
idée de la ſtructure membraneuſe du canal
alimentaire, de ſes vaiſſeaux, de ſes nerfs,
de ſa ſenſibilité, de ſa facilité à être dilaté, de ſon mouvement de contraction,
& de toute ſon action.

Ces notions préliminaires étant poſées
pour baſe, l'Auteur en s'y tenant conſtamment appuyé, tâche de s'élever juſqu'à la vraie origine des vents. La maniere dont il procéde dans cette pénible
recherche, ne pouvoit être plus ſage, plus
exacte, & plus claire. Sa marche eſt, pour
ainſi dire, géométrique. Il conſidére avec
raiſon l'effort de l'air & la réſiſtance ou
la contraction du canal comme des forces
qui ſe contrebalancent. Il établit comme
cauſe prochaine & générale des vents, la
ſupériorité de cet effort de l'air ſur la réſiſtance du tuyau. Il fait voir comment
cette ſupériorité eſt dûe ou à une augmentation réelle de cet effort, ou à la
diminution de la réſiſtance, ou au concours de l'une & de l'autre cauſe. Il avance d'après tous les Phyſiciens, que l'augmentation réelle de l'effort élaſtique de
l'air doit être attribuée à ſa denſité ou à
la chaleur. Il examine les cauſes de la
plus grande denſité, & il les réduit à
l'augmentation du volume d'air, l'eſpace
qui le contient reſtant le même, & au

rétréciffement de ce même efpace , la
quantité d'air demeurant au même point.

L'explication détaillée des différentes
caufes qui développent l'air contenu dans
les alimens , eft un morceau très-intéref-
fant, où l'Auteur met à profit, d'une maniere claire & fimple, ce que la Chymie
nous apprend fur l'effervefcence, la fermentation & la putréfaction; où l'on voit
ce que chacune de ces opérations peut ,
pour tirer l'air du fein des alimens ; &
quelles font les autres caufes qui fe com-
binant avec elles, en favorifent l'action,
& en augmentent *l'intenfité*. Il refte encore
à defirer fur ce fujet un état plus précis des
matieres qui contiennent plus ou moins
d'air.

Mais pour acquérir cette connoiffance,
il faudroit une collection nombreufe d'obfervations fûres , & par conféquent des
gens affez laborieux & affez exacts pour
les faire dans le goût de celles que nous
devons à M. Halles. Au refte l'Auteur
n'a entendu parler que de la fermentation proprement dite , qui ne convient
qu'aux végétaux, fans prétendre blâmer
ceux qui donnent ce nom à tout mouvement inteftin qui tend au changement
d'un mixte.

La diftinction de la caufe matérielle &
de la caufe efficiente , tirée par corollaire

de la combinaison presque ordinaire des causes inhérentes aux membranes du tuyau, avec celles qui résident dans la matiere contenue, mérite d'être remarquée, comme étant d'une grande utilité dans la pratique.

L'Auteur ne s'explique qu'avec réserve sur l'éruption de l'air des tuyaux excrétoires, comme sur une cause qui est rare, & qui n'est point encore suffisamment développée.

En regardant avec raison le froncement convulsif ou spasmodique du canal, comme la cause la plus fréquente de la condensation de l'air, & par conséquent des maladies venteuses, on n'a pas pû se dispenser d'entrer dans une recherche assez détaillée de tout ce qui est propre à l'exciter, soit en donnant au genre nerveux plus de tension & de sensibilité, soit en le tiraillant & l'irritant différemment, surtout dans l'intérieur du canal alimentaire. Cette recherche, dont on peut faire une application heureuse à la vaste Classe des maladies spasmodiques, est ici exécutée avec plus de soin & de succès que partout ailleurs. Elle n'est ni resserrée par une précision obscure, ni traitée avec prolixité; mais elle occupe la juste étendue qui convenoit à l'importance du sujet. Le spasme sanguin devoit naturellement y trouver sa place; aussi n'a-t'il point été oublié, non plus que toutes les autres caufes qui peuvent comprimer, boucher, ou retrécir de quelque maniere le canal, & condenfer ainfi l'air.

Ce que l'Auteur dit de la poffibilité d'une condenfation & collection des bulles aëriennes dans l'intérieur des corps qui paffent promptement de l'état de fluidité ou de molleffe à une confiftance plus folide, eft une conjecture très-ingénieufe, très-vraifemblable, & appuyée fur l'exemple de la glace. Mais M. Combalufier accoûtumé à ne donner les chofes que pour ce qu'elles valent, convient que cette idée mérite d'être mieux prouvée.

Dans le détail des caufes qui excitent une plus grande chaleur dans les premieres voies, on a dû, pour l'exactitude, placer l'ufage intérieur des corps dont on fait que le mélange produit de la chaleur, comme des coraux & du vinaigre, de l'eau & du fel de tartre, &c. On a remarqué avec raifon, que cette caufe étoit rare : on peut ajouter d'ailleurs qu'elle ne fait fon effet que dans l'inftant du mélange ; mais il fuffit qu'elle foit poffible pour devoir être expofée.

L'atonie du canal alimentaire, comme caufe des affections venteufes, eft auffi bien prouvée que le fpafme : elle eft établie fur la raifon, l'expérience, & l'autorité des deux plus grands Maîtres en Médecine, Hippocrate & Galien. Tout ce qui peut procurer ce fâcheux relâchement, est ici préfenté de la maniere la plus fenfible & avec briéveté.

Ce détail prefque immenfe de caufes étant fini, il convenoit avant d'aller plus loin, de s'arrêter, comme l'a fait l'Auteur, d'en remarquer la prodigieufe variété & l'oppofition, de même que de fortifier toute cette ætiologie, de la preuve tirée du bon ou du mauvais fuccès des fecours employés, qui eft toujours d'un fi grand poids en Médecine, furtout dans la pratique.

Après une expofition fi claire & fi méthodique des caufes des vents en général, on voit fe développer aifément l'origine de chaque affection venteufe en particulier : auffi l'Auteur traite-t'il cette matiere en fort peu de mots, mais toujours avec la même netteté. Dans l'article du Météorifme, il auroit pû ajoûter que le relâchement en eft quelquefois la caufe, comme dans la fiévre maligne, ainfi que l'effervefcence des matieres &c. Le vrai caractère phyfique du choléra fec eft très-heureufement déduit de ce que chaque fymptôme de ce mal annonce tout naturellement, & fans aucune explication forcée. Le principal fiége de la caufe qui le produit, eft défigné de même affez

clairement par la double éruption qui se
fait par haut & par bas ; ce que personne
n'avoit remarqué.

L'article dans lequel l'Auteur, à l'occasion de la passion flatueuse, établit par
un grand nombre de raisons le concours
du spasme & de l'atonie, est un morceau
neuf, & très-intéressant tant pour la théorie que pour la pratique.

L'ætiologie de la tympanite est une
partie des plus essentielles, des plus délicates, & des mieux travaillées de cet
ouvrage. On y fait voir clairement que
ce mal rare ne peut dépendre de la fermentation seule, ni d'un état convulsif
général, ni d'une atonie universelle. Pour
substituer quelque chose de mieux à ces
trois sentimens, on marche la sonde à la
main ; on considére ce que chaque ordre
de causes indique ; on examine ce que
chaque symptôme & chaque variation de
la maladie annoncent ; on porte son attention sur le bon & le mauvais succès
des remèdes ; on recueille tout ce que
l'ouverture des cadavres a appris ; on pèse
tout, on balance tout, avec la plus grande
impartialité ; & l'on conclut avec juste
raison, que ce mal doit son existence à la
supériorité de l'effort de l'air sur le tuyau ;
que cette supériorité naît de l'ardeur des
entrailles, mais surtout de la condensa-

tion de cet air occasionnée par le froncement convulsif, & de la foiblesse respective des parties dilatées ; & qu'enfin le spasme domine pour l'ordinaire au commencement, & le relâchement sur la fin. On voit par cette théorie ce que peuvent des conjectures ou des probabilités réunies, quand elles sont développées avec sagacité, & appréciées avec justesse ; souvent elles équivalent à une démonstration.

L'explication que l'Auteur donne des symptômes les plus singuliers & des variations bizarres des affections venteuses, fourniroit matiere à bien des remarques. On y voit que presque tous ces symptômes doivent être attribués à l'ébranlement & au tiraillement du genre nerveux, ou à la compression de certaines parties, ou à la géne de la circulation causée tant par cette compression, que par le froncement spasmodique. La maniere dont on explique la cessation du paroxysme venteux, sans éruption extérieure, est ingénieuse & digne d'être remarquée. Il est presque démontré qu'elle arrive souvent parce que les vents enfilent les veines lactées &c. Pour rendre raison des accidens qu'attirent la colique venteuse & la tympanite, il a fallu que l'Auteur donnât en racourci la théorie de plusieurs maladies.

L'explication des nombreux & finguliers fymptômes que fouffrit la tympanitique d'Edimbourg , eſt infiniment intéreſ-
fante , & devoit d'autant mieux être placée ici , qu'elle fe tourne en preuve con-
firmative de toute la théorie précédente.

Le diagnoſtic des affections venteuſes
eſt fans contredit très-délicat & très-épi-
neux : il eſt cependant porté dans cet Ouvrage à un plus haut dégré de clarté que
partout ailleurs , quoique l'Auteur con-
vienne que celui de la tympanite abdominale foit encore fort obſcur & mérite
d'être mieux éclairci. Si l'on réunit avec
foin tout ce qui eſt rapporté dans la deſcription , à ce qui eſt écrit dans cet article , il fera bien difficile de ne pas démêler les différentes eſpèces & les cauſes
de ces maladies. Le diagnoſtic de la tympanite emphyſémateuſe ne fe trouve que
dans cet Ouvrage.

L'Auteur m'a prié d'ajouter ici , pour
éclaircir la deſcription & le diagnoſtic
de la colique venteuſe de l'eſtomac ou des
inteſtins , qu'il arrive fouvent dans cette
maladie , que les douleurs de la poitrine
& du dos font plus fortes que celles du
ventre , & qu'elles s'étendent juſqu'aux
épaules & au cou , comme fi elles étoient
rhumatifantes , toujours en gênant beaucoup la reſpiration. Il m'a recommandé

de même d'obferver que dans la maladie défignée fous le nom *d'anadrome* ou reflux de vents, l'éruption s'en fait par le haut avec la promptitude, le bruit, & la continuité d'une fufée, ce qui la diftingue du rapport fimple. Au refte on ne doit point être furpris que cette maladie foit mife le plus fouvent dans cet Ouvrage au rang des vents retenus, puifqu'ils y font conftamment repouffés de la partie inférieure vers la fupérieure, qu'ils diftendent affez fouvent fans pouvoir s'échapper. Cependant, comme ils fortent pour l'ordinaire par le haut, le mal participe des deux genres, & l'on a pû fans irrégularité le placer parmi les vents extérieurs, comme dans le Chapitre qui fuit celui-ci.

C'eft celui du pronoftic, qui eft traité avec grand foin, où l'on trouvera une doctrine auffi faine que dans tous les autres, & qui eft de plus enrichi d'un Commentaire précieux fur tous les endroits d'Hippocrate qui ont rapport au fujet. Cet exemple devroit être imité par tous ceux qui écrivent, ainfi que la vénération de l'Auteur pour ce pere de la Médecine. Du pronoftic l'Auteur paffe à la Curation des maladies flatueufes, qui eft l'objet du dernier Chapitre le plus long & le plus intéreffant, mais auffi le terme de tous les autres.

Une ætiologie lumineuse & méthodique a conduit l'Auteur tout naturellement & fans effort à un traitement plus
régulier & plus sûr que celui qu'on avoit
oppofé jufqu'ici aux maladies venteufes.
Il en pofe les fondemens folides dans une
expofition courte , mais claire & nerveufe , des indications générales dictées
par l'ordre des caufes établies , & dans
une divifion détaillée & fuivie jufques
dans toutes fes branches , des remèdes
propres à remplir ces indications. Chaque
caufe trouve ici l'efpèce de médicamens
qui doit la combattre. Chaque ordre ,
chaque claffe de carminatifs, ainfi que fes
fous-divifions, font exactement & clairement diftinguées des autres ; l'ufage en
eft déterminé avec précifion, & le dégré
même de confiance qu'on doit y avoir, eft
habilement fixé.

Dans la claffe des purgatifs on peut placer tous les fels neutres qui n'y ont pas
été mis, de même que plufieurs autres
eaux minérales, telles que celles de Paffy ,
de Cranfac, de Vichy , de la Motte ,
celles de Sedlitz &c.

La feconde claffe , favoir celle des
carminatifs qui énervent le reffort de l'air,
eft le fruit des obfervations de M. Halles,
& montre de quelle utilité la Phyfique
expérimentale peut être en Médecine. On

ne trouvera cette claſſe importante que dans
cet Ouvrage. On pourroit ici mettre au
rang des eaux thermales ſulphureuſes celles
d'Aix-la-Chappelle, celles de Cautrès,
les eaux Bonnes &c.

La troiſiéme & la quatriéme claſſes ne
ſemblent rien laiſſer à déſirer. Les remédes qu'on croiroit manquer à la troiſiéme,
ſe trouvent dans la cinquiéme, où ils paroiſſent mieux placés quoique toujours
ſous le nom vulgaire d'anti-ſpaſmodiques,
ou anti-épileptiques. On pourroit mettre
parmi ceux-ci la poudre anti-ſpaſmodi-
que du codex de Paris, la poudre tem-
pérante de Stahl, le ſel ſédatif de M.
Homberg, &c.

Il y a une contradiction apparente entre
le conſeil qui ſe trouve dans la troiſiéme
claſſe, de dompter les acides des premieres
voies par les alcalis, & les alcalis par les
acides, & ce qui eſt dit de l'efferveſcence
venteuſe cauſée par ce mélange. On peut
concilier ces deux choſes, en obſervant que
l'efferveſcence en qualité de cauſe des
vents n'a été admiſe que comme poſſible,
mais extrêmement rare, que d'ailleurs elle
peut être prévenue par un véhicule convenable, & qu'elle eſt bientôt appaiſée
par les ſucs digeſtifs, & par le mouvement
vermiculaire du canal. Outre cela il vaut
mieux s'expoſer au léger danger de l'ef-

fervefcence , que de laiſſer ſubſiſter ou une fermentation acide perpétuelle , ou une putréfaction & une acrimonie alcaline.

Après avoir diſpoſé avec ordre & mis en réſerve tous les remèdes propres à combattre les vents, il falloit, avant de les mettre en œuvre, fixer la diéte convenable à ces ſortes de maux.

Les flatueux ſont de vrais infirmes ; ainſi l'Auteur a eu raiſon de tirer principalement les préceptes de régime du Traité de *Cheyne*, dont l'objet eſt la conſervation de la ſanté des valétudinaires, & l'on ne peut que louer ſon exactitude ſcrupuleuſe à citer les ſources où il puiſe. Les conſeils ſur le choix de l'air ſont un peu généraux ; mais il n'étoit gueres poſſible de les particulariſer davantage.

Il importe de remarquer au ſujet de la nourriture, que ſouvent il eſt utile & même néceſſaire de manger fréquemment pour rabbattre les vents vers le bas par le poids des alimens, ſurtout dans les ſujets bilieux & ardens, & dans les cas d'un ſpaſme ſanguin, comme il eſt prouvé plus bas par deux obſervations dont l'une eſt d'Hippocrate, & l'autre de l'Auteur.

En proſcrivant les légumes on entend parler ſurtout des graines que fourniſſent les plantes légumineuſes, comme les fèves,

des pois, les haricots ; encore les permet-
on lorfqu'elles ont été dépouillées en partie de leur air par la coction & par la
trituration.

A la pag. 29. §. 105. on recommande
comme des alimens utiles aux flatueux,
des graines, des herbes potageres, & des
fruits, qu'on a taxés comme venteux ; mais
il faut remarquer que l'ébullition, la trituration, le véhicule, & la petite quantité, remédient à cette qualité : d'ailleurs
ces alimens doux, en fourniffant un bon
chyle, combattent les caufes permanen-
tes & rébelles des vents. De plus, il n'eft
pas poffible de trouver des alimens qui ne
renferment une certaine quantité d'air.

Quoique la viande noire & tout ce qui
eft de haut goût foient blâmés en général dans ces maladies, il y a cependant
des cas où ils peuvent être utiles, comme
lorfqu'il y a du relâchement ou de l'acide
dans les premieres voies.

Tout ce qui eft dit du vin, doit s'entendre de fon excès : car l'ufage moderé peut
être falutaire dans les cas d'atonie &c.
Quand on donne la préférence au plus
doux, on entend parler du dégré de force
& d'ardeur.

J'ai quelque raifon de douter fi le Ci-
dre & le Poiré font moins venteux que
la Bierre, comme l'Auteur l'infinue ; je

crois

trois même qu'ils le font davantage.

Ce qui eft dit de l'eau de pluye, de celle de riviere, & de l'eau fulphureufe douce & potable, comme celle de S. Laurent en Vivarès, mérite une attention particuliere, & ne fe trouve raffemblé qu'ici.

Les avantages de l'exercice du corps & de la tranquillité de l'ame dans les maladies venteufes font très-folidement relevés.

Sur toutes les règles prefcrites aux flatueux, on peut remarquer 1°. qu'elles conviennent prefque à tous les gens valétudinaires & infirmes. 2°. qu'elles conviennent particuliérement aux vaporeux. 3°. que rien n'étoit plus difficile que de fixer ces loix générales, de maniére à les rendre fufceptibles d'application à tous les cas, quelque complication, quelque oppofition, & quelque bizarrerie qu'ils préfentent. 4°. que malgré l'attention que l'Auteur a eue à remplir cet objet, il y aura certains cas auxquels il paroîtra difficile de ramener telle ou telle règle.

Ce dernier inconvénient eft en quelque forte réparé par le détail clair & fuccinct dans lequel entre l'Auteur fur le régime convenable à tous les cas particuliers qu'il renferme dans trois Claffes. Sur la premiere Claffe il faut remarquer, que la boiffon d'eau chaude avant & après le repas fi

fort recommandée par M. Hecquet, ne
réuſſit pas toujours, & gonfle quelquefois
un peu trop l'eſtomac.

Dans le traitement des maladies venteuſes en détail, l'on voit une application
heureuſe des règles générales qui ont été
poſées pour baſe. L'Auteur, pour combattre la colique venteuſe ſpaſmodique,
préſente d'abord les indications fondamentales qu'on y doit remplir, ſçavoir d'emporter le froncement convulſif, de détendre la partie reſſerrée, de rabatre l'effort
de l'air, & de le déterminer vers le bas.
Les narcotiques, l'opium à leur tête, les
émolliens, les rafraîchiſſans acide-ſulphu-
reux, & les vrais carminatifs de la cinquiéme Claſſe, trouvent ici tout naturellement leur place ou ſéparément, ou réunis,
& offrent, pour ainſi dire, leurs ſervices
pour ſatisfaire aux vûes propoſées. L'Auteur non content d'en donner des formules
artiſtement tournées, & également éloignées d'une faſtueuſe oſtentation, & d'une
ſimplicité ſouvent inſuffiſante, y joint les
remèdes les mieux choiſis qu'il ait pû recueillir de différens Auteurs.

Il remarque avec raiſon, que l'eſprit de
ſel ammoniac que M. Chirac propoſe avec
le ſirop de limon dans une potion, pourroit exciter une efferveſcence & occaſionner des vents. Mais je tiens de lui-même

que ce mauvais effet peut être prévenu
en ne donnant la potion qu'après que l'effervefcence eft finie, & que les deux fels
oppofés fe font réunis.

L'expérience vient toujours à l'appui de
la théorie. On le voit furtout dans l'article de la colique flatueufe-fpafmodique &
fanguine, où l'Auteur rapporte une obfervation des plus fingulieres & des plus
intéreffantes. Le parallèle qu'il en fait avec
l'hiftoire du célébre malade que vit Hippocrate dans les Œniades, eft un morceau
lumineux que tout connoiffeur en Médecine lira avec plaifir. L'idée toute neuve
qu'il propofe, du foulagement caufé par
les alimens, comme d'un figne diagnoftic
de la colique venteufe-fpafmodique & fanguine, paroît très bien fondée.

Les remèdes externes font trop négligés
aujourd'hui. Tout ce que dit M. Combalufier de ceux qu'il propofe pour la colique-
flatueufe fpafmodique, eft très-propre à les
remettre en faveur. Ce qu'il rapporte du
bain d'huile, mérite furtout d'être remarqué. L'ufage des purgatifs dans cette efpèce de maladie douloureufe, lui a paru
d'une affez grande conféquence, pour
en faire un article féparé, & en fixer le
tems avec la plus grande prudence. Il détermine de même le régime de vie qui
lui convient.

Comme les émétiques & les purgatifs
font les vrais secours de la colique flatueuse qui naît d'un amas de mauvais sucs
dans les premieres voies, & que ces remèdes paroissent être dangereux lorsqu'il y a
une impression douloureuse dans les intestins ; on doit sçavoir gré à l'Auteur de son
attention scrupuleuse à limiter & à modérer
leur action par toutes les précautions possi-
bles, sans leur rien ôter de leur efficacité.
Il me semble que l'union qu'il propose
des narcotiques avec les purgatifs, pourroit
être plus souvent pratiquée par les Grands
Maîtres. Au reste, pour qu'on ne trouve
pas la dose des purgatifs trop forte, il y a
deux remarques à faire, que je tiens de
l'Auteur, c'est qu'à Montpellier où il a
composé son Ouvrage, le gros a douze
grains de moins qu'à Paris, & qu'on y est
assez généralement moins facile à émouvoir.

C'est dans la colique flatueuse produite
par des alimens venteux, que conviennent
principalement les vrais carminatifs de la
cinquiéme Classe, auxquels les autres ser-
vent de cortége. La maniére dont ils opé-
rent se rend sensible à tout esprit juste,
& l'on voit clairement, qu'ils soutiennent
le ressort du canal, & rétablissent l'uni-
formité de sa contraction en réprimant
en même tems le ressort de l'air. Cette

idée si bien fondée paroît d'ailleurs étayée par la nature des remèdes internes qui combattent la hernie, & surtout du célebre remède du Prieur de Cabrieres.

Quelque méthodique que soit le traitement de la colique venteuse excitée par l'effervescence, l'occasion de le placer ne se présente pas souvent, parce que cette cause est très-rare, comme l'Auteur l'a remarqué.

La distinction des deux cas différens qui peuvent se trouver dans la colique venteuse produite par la fermentation, & le détail circonstancié des secours propres à la combattre, ainsi que de ceux qui conviennent à la colique venteuse causée par la putréfaction, & à celle qu'excite la chaleur, sont dignes d'une attention particuliere. Quoique les procédés de curation dans ces trois articles, surtout dans les deux derniers, se ressemblent un peu, il y a cependant des différences aisées à reconnoître. La potion stomachique absorbante & carminative pour la fermentation acide, la potion huileuse acide, carminative & calmante pour la colique venteuse née de la putréfaction, enfin l'émulsion anodine, rafraîchissante, & carminative pour le cas d'une chaleur flatueuse, peuvent servir de modéles.

Dans le traitement de la colique flatueuſe née de l'atonie, on trouvera une collection ample des meilleurs carminatifs toniques, tant ſimples que compoſés, donnés ſous différentes formes ; mais l'uſage en eſt toujours dirigé par la plus grande prudence , & le détail des inconvéniens eſt toujours ſuivi de celui des précautions convenables pour les prévenir. Les gouttes anodines de Sydenham peuvent être employées ici, de même que celles d'Hoffman.

Lorſque la collection d'un amas de matiere glaireuſe concourt avec l'atonie à la naiſſance de la colique venteuſe, il faut néceſſairement joindre aux remèdes indiqués dans le précédent article, des ſecours appropriés pour mettre en fonte cette humeur. Ceux que l'Auteur propoſe paroiſſent très-propres à produire cet effet. Son apozème tonique & fondant réunit tout ce qu'on peut ſouhaiter de plus efficace dans cette complication. On ne peut ſe refuſer à tout ce qu'il dit en faveur de l'oxymel ſcillitique, qui eſt en même tems acide, huileux, ſavoneux & purgatif. Malgré la force de ces raiſons, il les confirme avec empreſſement par l'autorité des deux plus grands Maîtres en Médecine, Hippocrate & Galien. Les eaux de Balaruc ſont juſtement louées ici pour entraîner tout cet appareil glaireux mis en fonte. L'Auteur fait grand cas des eaux de Sedlitz pour le même but. Celles de Vichy, de Bourbon, & de la Mothe, avec quelque fel neutre, peuvent auſſi être employées heureuſement.

Le déſir de ne rien omettre de tout ce qui peut ſoulager les malades, a porté M. Combaluſier à faire un article particulier des topiques qui conviennent en général à la colique venteuſe. On ſeroit preſque tenté de l'accuſer d'avoir porté trop loin ce détail, quand on conſidére le diſcrédit & le non-uſage dans leſquels ces remèdes ſont tombés : mais on lui fait bon gré de ſa peine, après l'avoir lû attentivement, parce qu'on s'eſt convaincu que les topiques qu'il propoſe, ſont ſi bien aſſortis qu'ils ne peuvent qu'être utiles ; & ceux qui ſont pris de quelques Auteurs célebres, ont l'expérience pour eux. Leur action eſt expliquée d'une manière ſenſible & propre à inſpirer de la confiance.

Le détail des topiques médicinaux eſt ſuivi d'une expoſition de certains remèdes familiers & domeſtiques ; qu'on peut employer preſque partout, & qui ne doivent jamais être mépriſés. Ce que l'Auteur dit de l'eau froide appliquée ſur le ventre dans la colique venteuſe provenue de trop de chaleur, eſt fort intéréſſant, ſurtout l'obſervation d'Hippocrate & celle de Zacutus qui en conſtatent l'utilité. Tout ce qu'il ajoute fur le foulagement que procurent dans cette maladie, la compreffion du ventre, une certaine infléxion du corps, le mouvement & la fecouffe, les frictions de la partie affligée & des régions voifines, ainfi que des extrémités, mérite la même attention. L'obfervation de Pechlin, & celle qui eft rapportée immédiatement après dans le §. 305. font curieufes, rares & utiles. L'Auteur n'a eu gardè d'oublier l'application de la ventoufe, dont Galien vante fi fort l'efficacité dans cette maladie. Mais quand il s'agit d'expliquer, comment ce remède agit fi promptement & comme par enchantemens, il fe contente fagement de propofer les trois manieres dont il conçoit que cela peut arriver, fans fe décider précifément pour aucune.

Après le détail immenfe dans lequel M. Combalufier eft entré fur le traitement particulier de la colique venteufe, il fent qu'il importe de ramener fon Lecteur à un point de vûe général; ce qu'il fait en lui préfentant comme une conféquence de tout ce qui précéde, la maxime de ne point trop tendre ni relâcher, de tenir un certain milieu entre ces deux extrêmes, & de fe rapprocher plutôt du dernier dans les cas douteux.

Ce corollaire dicté par la prudence ne

termine point le long & intéreſſant article de la curation de la colique flatueuſe. Il a paru à l'Auteur qu'il ne pouvoit ſe diſpenſer, avant de le finir, de faire mention de certains remèdes tirés du régne animal & vantés comme autant de ſpécifiques dans cette maladie, tels que ſont les différentes parties du loup, celles du taureau, du cochon &c. Il ne les mépriſe ni ne les eſtime trop, mais il en fixe la juſte valeur. Il les dépouille ſurtout de leur prétendue vertu occulte, en faiſant voir que toute leur efficacité eſt dûe à leur partie gélatineuſe & ſulphureuſe, capable d'adoucir, & de réprimer l'air, & à leur partie ſaline propre à fondre, & à ranimer le reſſort, & que lorſqu'ils ſont calcinés, leur qualité eſt abſorbante & alcaline. L'urine eſt ſans contredit celui de tous ces remèdes qui mérite le plus la confiance, comme un menſtrue ſulphureux, ſalin ammoniacal & déterſif, en faveur duquel pluſieurs expériences dépoſent.

Le reflux violent des vents vers le haut, que l'Auteur diſtingue du ſimple rapport, parce que l'éruption part de plus bas, qu'elle eſt plus longue & plus impétueuſe, eſt ici traité ſuccinctement, mais nettement. L'Auteur voit actuellement un mélancholique qui en eſt cruellement tourmenté

plufieurs fois dans le jour , & qui à la
faveur du laudanum liquide en eft promptement délivré , de même que d'un cra-
chottement importun qui l'accompagne.

La méthode de traiter le cholera-fec
eft d'autant plus précieufe qu'elle eft principalement décrite d'après Hippocrate.
L'Auteur y a mis quelques modifications
convenables , & il a fixé avec précifion
les indications & les moyens de les remplir.
Il m'a affuré que le lait d'âneffe qu'il propofe à l'exemple de l'Oracle de Co , lui
a parfaitement réuffi dans une femme
âgée de 68 ans, d'un tempérament vif,
maigre & deffechée, qui étoit habituelle-
ment tourmentée de grouillemens , de
tiraillemens douloureux du bas-ventre,
de vents par le haut & par le bas , en
qui les inteftins paroiffoient au tact roides
& fecs dans leur totalité , & comme durcis & racornis en certains endroits , qui
enfin étant dans un état affez analogue au
cholera fec, paroiffoit menacée d'une tympanite prochaine. M. Combalufier après
avoir prefcrit des bouillons adouciffans &
carminatifs, du petit lait , des tifanes ,
des fomentations & des bains , avec un
foulagement peu fenfible , lui a enfin or-
donné le lait d'âneffe, qui a appaifé les
vents , a détendu & lâché le ventre , & a
écarté tout foupçon de tympanite, quoiqu'il n'ait pas entierement diffipé les dou-

leurs. Elle en continue l'ufage avec une efpérance bien fondée d'un fuccès encore plus favorable.

Le traitement de la premiere efpèce de paffion flatueufe où regne l'atonie, eft très-régulier & très-méthodique. Ce que l'Auteur avoit déja dit de la colique venteufe née de la même fource, l'a difpenfé de lui donner une plus grande étendue. On y trouve de très-bons remèdes : l'opiate tonique & carminative qu'il propofe, paroît furtout très-propre à rétablir le reffort du canal alimentaire.

J'ajouterai fur cet article quelques remarques de fa part. Il penfe qu'il eft plus prudent de préparer le malade à la purgation par une tifane un peu fondante, comme celle de racines de patience & de chicorée avec le fel de Glauber, que de le purger tout d'abord fans aucune préparation. Il croit que les eaux de Vichy peuvent être continuées avec fuccès pendant un plus grand nombre de jours, mais à moindre dofe que ce qu'il avoit marqué. L'efprit carminatif de Sylvius eft ici d'un bon ufage, ainfi que la teinture ftomachique amere de Stougton. Les eaux de Forges peuvent auffi être fort utiles.

La feconde efpèce de paffion flatueufe, où l'éréthifme domine, eft traitée avec un foin & un ordre particulier. Les remè-

des font choifis avec art, & il n'en eft
aucun qui ne paroiffe de la plus grande
efficacité pour remplir l'indication principale. Le bouillon carminatif, anodin, &
rafraîchiffant doit être remarqué, ainfi
que l'opiate qui joint aux mêmes vertus
une qualité abforbante & tonique. L'Auteur toujours attentif à perfectionner ce
qui tend au foulagement des malades,
m'a recommandé d'obferver, que quoique la premiere purgation propofée foit
très-douce, il eft toujours de la prudence
d'en préparer le fuccès par l'ufage de l'eau
de poulet, ou de quelques bouillons de
veau, ou du petit lait. Il penfe auffi que
les légeres eaux acidules du Languedoc
qu'il a propofées, peuvent être rempla-
cées par celles de Paffy; que celles de
Cranfac font auffi très-convenables; que
les eaux Bonnes, celles de Cautrès, &
de Plombieres méritent d'être employées
comme des eaux thermales douces; qu'enfin on peut couper le lait d'âneffe avec
la plûpart de ces eaux, de même qu'avec
celle de Seltz.

Les variétés que fouffre cette affection par la différence des caufes qui lui
donnent naiffance ou qui l'entretiennent,
doivent néceffairement mettre de la diverfité dans le traitement; & ce détail intéreffant, quoique expofé briévement,

comme il convenoit, l'eſt avec netteté &
exactitude.

L'article du concours de la paſſion hyſtérique avec l'affection flatueuſe eſt ſurtout
digne de remarque. Le bouillon qui y eſt
preſcrit, paroît devoir être auſſi ſingulier
par ſon efficacité, que par ſa compoſition.
Quand l'Auteur ordonne de prendre dans
la première cuillerée de ce bouillon, une
poudre où entrent le caſtoreum & le ſuccin, il n'a point entendu que ces matieres
puſſent y être diſſoutes, mais ſeulement
y trouver un véhicule.

La grande difficulté que préſente la
curation de l'affection flatueuſe mixte ou
de la troiſiéme eſpèce, conſiſte dans une
combinaiſon prudente & habile des médicamens propres à combattre l'atonie,
& de ceux qui peuvent détruire l'éréthiſme, parce que le concours ſingulier de ces
deux vices forme le caractère de ce mal.
Cet article important, à l'éclairciſſement
duquel les deux précédens ont ſervi, eſt
traité clairement & en peu de mots:
quelques exemples précédés des précautions convenables, montrent comment
cette grande difficulté peut être vaincue.

La curation de la tympanite par laquelle l'Auteur termine ſon Ouvrage, en
eſt auſſi une partie infiniment intéreſſante,
& traitée avec le plus grand ſoin. Tout

PREFACE

ce qui fe trouve épars dans les livres de
Médecine fur cette matiere, eft ici exactement recueilli, mais réduit dans un ordre qui en fixe & en augmente l'utilité.
De nouvelles vûes, de nouvelles méthodes, de nouveaux moyens, le tout propofé avec la prudence & les tempéramens
convenables, font le principal mérite de
ce traitement L'article où l'on établit les
indications, eft entierement neuf &
fondamental : elles font fixées, pefées,
éclairées & évaluées avec toute la jufteffe & l'impartialité poffibles. Leurs
convenances & leurs oppofitions y font
examinées : on affigne à chacune le rang
qui lui eft dû, & l'on montre en général
le moyen de concilier celles qui fe con-
trarient.

Non content d'indiquer la route, l'Auteur y entre avec fes Lecteurs ; il leur
donne l'exemple de l'application la plus
heureufe des principes qu'il a pofés, dans
la maniere dont il traite la tympanite inteftinale où dominent la chaleur & le
fpafme. Pour peu qu'on fe connoiffe en
pratique, on doit lire avec intérêt comment il s'y prend pour relâcher les voyes
inférieures, détendre les tuniques inteftinales, emporter les froncemens, rabbattre la raréfaction des vents, entraîner les
impuretés des premieres voyes, & foute-

nir légerement le reſſort des parties les plus dilatées. Toute la manœuvre qui précéde la purgation, eſt bien propre à en aſſurer le ſuccès ; boiſſons délayantes & tempérantes, juleps carminatifs & calmans, tout eſt dicté par la prudence. Elle a préſidé ſurtout au choix du purgatif onctueux, huileux, & acide, ainſi qu'à toutes les formules des opiates anodynes, anti-ſpaſmodiques & carminatives, des potions, des bouillons, du petit lait &c. Les avantages & les inconvéniens du lait d'âneſſe ſont expoſés avec franchiſe, & il paroît que la confiance que l'Auteur a dans ce remède, ou ſeul, ou aſſocié aux eaux minérales, eſt bien méritée, puiſqu'elle eſt avouée par la raiſon & par l'expérience. On peut ſe rappeller ici l'obſervation que nous avons rapportée d'après l'Auteur.

Malgré le détail curatif dans lequel il eſt entré, il ſemble craindre encore de n'en avoir pas dit aſſez. Il remarque judicieuſement, que dans une maladie difficile & rébelle comme celle-ci, on eſt dans la néceſſité de varier les remèdes, ſans cependant changer de méthode, quand elle eſt fondee en raiſon. On doit lui ſavoir bon gré de la deſcription qu'il donne de l'eau diſtillée de bouillon blanc, d'après Hartman, &c

PRE'FACE

de l'eau de cerifes compofée, d'après
Bates; ainfi que du jugement qu'il porte
fur ces deux remèdes, & de fon attention
à en fixer l'ufage dans cette efpèce de
tympanite inteftinale, où régnent l'éréthifme & la chaleur. Un extrait de la
bonne méthode de M. de la Font dans la
cure de cette maladie, ne pouvoit auffi
qu'être bien placé.

L'article des topiques convenables à ce
genre de mal n'eft pas moins intéreffant.
On y voit clairement comment & dans
quels cas le demi-bain d'eau tiéde peut
y être utile, ainfi que la compreffion du
bas-ventre. On s'y convainc également
que l'application de l'eau à la glace ou
de la neige fur le bas-ventre peut y être
falutaire. Les deux belles obfervations
rapportées par l'Auteur, jointes à celle de
Zacutus, à celle des Actes de Leipfic,
& à celle d'Hippocrate, forment une démonftration en faveur de ce remède.
L'Auteur qui explique fi bien le méchanifme de fon action, n'en diffimule pas
les dangers, détermine précifément les
cas où il convient, & ceux où il feroit
nuifible, & dicte les précautions les plus
fages pour en favorifer le fuccès.

On eft en droit de refufer fa confiance
à toute méthode curative qui n'eft point
fuffifamment juftifiée par l'expérience;

quelque fage qu'elle paroiffe d'ailleurs. M. Combalufier convaincu de cette vérité, a fait un article exprès pour confirmer par des obfervations authentiques le traitement particulier de cette efpèce de tympanite, & il feroit à fouhaiter que cet exemple fût plus fouvent imité. Le cas du Muficien guéri par l'efprit de fouphre délayé dans l'eau, eft extrêmement curieux, & très-concluant en faveur du régime rafraîchiffant, ainfi que tous les autres que l'Auteur a cités, & auxquels il faut joindre ceux dont nous venons de parler tout récemment au fujet des topiques.

La faignée eft quelquefois néceffaire dans la tympanite. Feu M. Bron, Médecin de Vienne en Dauphiné, envoya à l'Auteur une Obfervation fur un homme qui mourut de cette maladie pour avoir refufé conftamment de fe faire faigner, à caufe du préjugé que la faignée eft mortelle dans l'hydropifie, préjugé qui ne peut avoir lieu dans l'hydropifie venteufe dont il s'agit. Dans l'agonie, qui dura cinq jours, cet homme rendit bien fix pintes de fang par le fondement. Il en avoit craché & mouché pendant fa maladie, & la dureté du pouls marqua conftamment une pléthore. Plus les purgatifs qu'on lui donna étoient vifs, plus ils firent de mal. M. Bron ajoute qu'il ne fut jamais le maître d'abandonner les idées communes.

Pour ne manquer à rien, l'Auteur traite
en peu de mots des différentes manœuvres
qu'exige la diverſité des cauſes, des ſymptômes & des complications. Ce détail le
conduit naturellement à une remarque judi-
cieuſe ſur la difficulté de fixer une méthode
conſtante & invariable dans cette maladie,
comme dans toutes les autres. Mais il
importe d'obſerver que cette difficulté
concerne l'acceſſoire, c'eſt-à-dire les circonſtances qui varient à l'infini, & deman-
dent qu'on diverſifie à meſure les procédés,
le tout ſans toucher aux vûes & aux indications fondamentales, qui ſont ici très-
bien déterminées, comme elles peuvent
preſque toujours l'être ailleurs.

L'Auteur traite avec la même attention & le même ſuccès la tympanite où
domine le relâchement. Mais parce qu'il
regarde cette eſpèce comme très-rare,
pour éviter les mépriſes toujours à craindre en Médecine, il en rapporte d'abord
adroitement le diagnoſtic. Tout ce qu'il
a dit plus haut pour combattre l'atonie
des premieres voyes, le diſpenſe de donner une grande étendue à cette curation,
où l'on trouvera l'indication principale
remplie par un petit nombre de remèdes
choiſis, tels que l'opiate tonique & carminative, le bouillon & la potion de même
vertu. L'on doit remarquer particuliére-

ment tout ce qu'il obferve fur l'utilité des
remèdes volatils huileux, des acides, des
infufions carminatives, & des purgatifs
combinés avec ces fecours, ainfi que fur
le danger des remèdes trop âcres & trop
chauds, & fur la conduite à tenir dans les
cas douteux.

Ce procédé de curation interne eft immédiatement fuivi d'un article important
& curieux fur des remèdes vantés en général comme fpécifiques dans toute tympanite, & dont l'Auteur borne à jufte
titre l'utilité au feul cas dont il s'agit
ici. Ces remèdes qui font la décoction
d'*album græcum*, le vin *anti-pneumatique*
d'Epiphane Ferdinand, *l'or fulminant*, le
fouphre d'antimoine felon la préparation
de Takenius, & l'urine d'enfant, font ici
appréciés convenablement. Leurs inconvéniens font décrits avec la même candeur que leurs avantages, & l'on n'oublie
pas les précautions propres à en ménager la réuffite.

L'article des topiques paroîtra d'abord
trop étendu ; mais on ne peut que favoir
bon gré à M. Combalufier d'avoir recueilli
ici les meilleurs, d'avoir mis fes lecteurs
à portée de faire un bon choix parmi le
grand nombre, & de les difpenfer par là
de recourir aux Auteurs dont il les a tirés.
On voit au refte qu'il a puifé dans ceux qui

font également recommandables par leur probité & par leur science.

L'Auteur n'a garde d'oublier ici la méthode instructive qu'il a déja employée, c'est-à-dire, de confirmer par l'expérience le traitement qu'il a établi. L'on doit joindre la guérison qu'Hartman opéra avec sa fomentation, & celle qui fut dûe à deux topiques preferits par Cabrol, aux histoires tirées de la Société d'Édimbourg, de Forestus, & du commerce Littéraire de Nuremberg.

Quoique l'Auteur ait traité féparément de la tympanite où domine le fpafme, & de celle où l'atonie a le deffus, il n'a jamais perdu de vûe le concours des deux vices dans l'un & l'autre cas, & il a toujours été attentif à fatisfaire aux deux indications en même tems. C'eft ce qui le difpenfe de donner un procédé de curation détaillé pour la tympanite où le concours de l'éréthifme & du relâchement feroit égal ; parce qu'il eft aifé, en retranchant de la méthode & des remedes preferits, ce qui eft oppofé à l'excès de l'un ou de l'autre vice, de rendre la curation également tonique & antifpafmodique. Il faut pourtant convenir avec l'Auteur, qu'il eft bien difficile de remplir avec fuccès ces deux vûes tout enfemble, & que c'eft pour cela que la tympanite eft pour l'ordinaire incurable.

Après avoir ainsi exposé la curation de la tympanite intestinale, l'Auteur passe à celle de la tympanite de l'abdomen. Il indique d'abord en peu de mots les moyens propres à prévenir un nouveau développement d'air, à réprimer & fixer celui qui est développé & épanché, & à ménager à celui-ci une issue pour s'échapper. Comme la plus sûre seroit sans doute celle que procureroit la ponction du bas ventre, l'Auteur examine si elle doit avoir lieu, & personne n'a jamais approfondi & discuté avec tant de justesse & d'étendue cette importante question.

Après avoir pesé & évalué impartialement toutes les raisons de part & d'autre, l'Auteur conclut que la ponction paroît en général douteuse & infidele, & même quelquefois nuisible. Cependant si tous les signes qui dénotent une tympanite abdominale concourent, & que les forces ne soient point abbatues, l'Auteur est d'avis qu'on tente cette opération. Comme l'obscurité du diagnostic est un des plus grands obstacles, il travaille à la dissiper par une note très-sensée, quoiqu'il l'ait fort bien éclaircie plus haut. On ne trouve dans les livres aucun exemple d'une pareille ponction faite avec succès. Pour suppléer à ce défaut capable d'intimider, M. Comba-lusier rapporte une observation de M. de

Barbeyrac, qui n'avoit jamais été donnée
au Public, de la ponction pratiquée heureusement dans une hydropisie venteuse
de la poitrine ; ce qui doit enhardir à la
tenter dans celle du bas ventre. J'ai vû
une fois à l'Hôtel Dieu de Paris, il y a
bien vingt ans, pratiquer avec beaucoup
de succès cette ponction sur un homme
d'environ quarante ou cinquante ans, attaqué d'une véritable tympanite. Enfin,
pour écarter tous les dangers de cette opération, & sur-tout pour prévenir la syncope, les précautions les plus sages sont
détaillées avec le plus grand soin, & poussées plus loin que dans l'ascite.

L'Auteur termine cet ouvrage par le
traitement de la tympanite jointe à l'ascite.
Les apéritifs, les diuretiques, les hydra-
gogues, & les carminatifs, sont ici si bien
gradués, si variés, & assortis avec tant
d'art, qu'on a peine à croire que cette
complication, quelque fâcheuse qu'elle
soit, puisse tenir contre de telles armes.
Sa méthode est fondée sur les indications
que présentent les deux maladies combi-
nées, & dirigée par des regles de prudence.
Il la confirme par une consultation du
grand Malpighi, & par deux du célebre
Hoffman sur cette matiere. On est surpris
de trouver dans la premiere une ordon-
nance dans laquelle on fait macerer du

ſuccin dans le petit lait, qui n'eſt pas un diſſolvant propre à diſſoudre cette ſubſtance bitumineuſe. L'obſervation ſur l'efficacité du vinaigre dans cette maladie compliquée, mérite d'être mieux conſtatée. On la doit à M. Bourdier Médecin de la Faculté de Paris, qui employa le vinaigre dans l'aſcite à l'exemple d'un autre Médecin de Paris, & non par le conſeil d'un Médecin de Prague, comme l'Auteur l'a dit ſur un faux rapport. On a corrigé dans la traduction cette petite erreur, qui d'ailleurs n'intéreſſe point le fait principal.

Après l'analyſe qu'on vient de préſenter de la Pneumato-pathologie, il eſt aiſé de s'en former une idée générale & ſommaire, & d'en évaluer préciſément le mérite.

1°. On doit d'abord être frappé de la ſingularité & de l'importance du ſujet, ſur lequel les Médecins étoient ſi fort partagés, & qui méritoit ſans doute d'être plus approfondi, & traité avec plus de clarté & d'étendue. On ne peut que louer les ſoins & les efforts de l'Auteur, pour recueillir tout ce que les autres Médecins en ont dit de mieux, pour le développer, & ſur-tout pour le réduire à ſa juſte valeur. Ce travail heureuſement exécuté, comme il l'eſt ici, a preſque le mérite de l'invention. Mais ce mérite paroît complettement

acquis à l'Auteur, par des obfervations
& des vûes également neuves & importantes, par une théorie & par des procédés de curation qu'on ne trouve qu'ici.

2°. Une matiere fi vaste & fi épineufe
devoit être traitée très-méthodiquement
pour être bien éclaircie. L'Auteur a fenti
cette vérité mieux que perfonne : auffi ne
peut-on lire cet ouvrage fans admirer
l'ordre qui y regne. Toutes les parties en
font fi bien arrangées, & fi artiflement
liées, qu'elles forment une chaîne continue, & un corps de doctrine qui n'elt,
pour ainfi dire, qu'un, quoique très-va-
rié. A la feule lecture de la Table des
Chapitres & des Articles, on reconnoît
l'efprit méthodique qui a dirigé l'ouvrage.

3°. L'Auteur mérite furtout d'être
imité dans fon attention fcrupuleufe à s'é-
loigner des extrémités, à tenir en tout
un jufte milieu, à pefer & réunir plufieurs
probabilités, à prouver la théorie par la
pratique, & la pratique par la théorie,
ce qui fait un cercle lumineux & non vi-
cieux, & enfin à s'appuyer par-tout de
l'expérience, de la raifon, de l'analogie,
& de l'autorité des plus grands maîtres.

4°. On fe perfuade aifément, en li-
fant cet ouvrage, qu'il en elt peu en Médecine,

cine, où l'on trouve une application plus fenfible & plus heureufe des connoiffances phyfiques.

5°. On fe convainc également par cette lecture que la compofition d'un tel ouvrage demandoit un homme exercé dans toutes les parties de la Médecine, & fur-tout rompu à la pratique. La quantité prodigieufe de caufes qui ont part aux maladies flatueufes, leurs variétés, leurs complications, & le nombre infini de fymptômes ou de nouveaux accidens qu'elles occafionnent, exigent pour être bien traités, une connoiffance complette de l'œconomie animale, de la Pathologie, de la matiere médicale, de toutes les branches de la thérapeutique &c. Tout eft tellement lié en Médecine, comme en tout autre Art, que fouvent pour expliquer un feul fait qui paroît ifolé, il faut employer la totalité de la fcience, ou du moins en faire une efpéce d'extrait.

6°. Enfin pour achever le tableau de cet Ouvrage, je ne dois point en oublier le ftyle. Il eft clair, précis, nerveux, & élégant, & tel, à mon avis, qu'il convient à un Ouvrage de Médecine.

On a reproché à l'Auteur d'avoir donné trop d'étendue à la partie thérapeutique de ce Traité ; mais il méritoit d'autant moins ce reproche qu'il l'avoit prévû, & qu'il y avoit satisfait d'avance, dans sa Préface, où il convient d'abord des dangers attachés à la multiplicité & à l'usage tumultueux des remèdes; & il remarque qu'on ne doit pas craindre cette confusion funeste, lorsque les remèdes, quelque nombreux qu'ils soient, sont soumis comme ici, chacun à leur indication propre ; qu'il n'a jamais prétendu qu'on employât en même tems tous ceux qu'il a détaillés, & qu'il en présente beaucoup pour qu'on en choisisse peu : *Plura hic habes, ut pauca seligas,* a-t'il dit. J'ajoute ici de sa part qu'il auroit dû beaucoup plus serrer les détails de curation, s'il n'avoit parlé que pour les Maîtres ; mais que comme son travail a été consacré en partie à l'instruction des Etudians & des jeunes Docteurs en Médecine, il a fallu l'étendre davantage pour le leur rendre plus utile. D'ailleurs la guérison de ces maladies étant l'objet principal auquel tous les autres doivent se rapporter, on doit savoir gré à l'Auteur d'avoir rassemblé tout ce qui peut concourir à la plénitude & à la perfection de cette partie essentielle, & dispenser le Lecteur de recourir à d'autres ouvrages.

Un grand homme en Médecine qui a honoré ce Traité de son suffrage (*a*), a re-

______

(*a*) M Senac Conseiller d'Etat ordinaire, & premier Médecin du Roi.

marqué habilement qu'on y avoit rapporté certaines caufes des vents, & certains cas qu'il eft malaifé & prefque impoffible de démêler, & qui d'ailleurs font
très-rares. L'Auteur convient de bon
cœur que la Médecine doit être principalement réduite au fenfible, & que les
chofes rares ne font prefque point de
l'Art. Auffi n'a-t'il jamais manqué dans
l'occafion de faire obferver la rareté,
l'obfcurité & la nature particuliere des
caufes & des cas dont il s'agit, & combien peu ils devoient occuper dans la pratique en comparaifon des autres. Mais
comme il a traité fon fujet philofophi-
quement & médicinalement, il a dû
l'embraffer dans fa totalité & en parcourir
toute la fphère, & par conféquent il lui a
fallu faifir ce qui eft prefque infenfible,
même ce qui n'eft que poffible, & le donner
toujours pour ce qu'il eft. Des poffibilités
ainfi fagement annoncées fe changent fouvent en réalités dans la fuite, & c'eft
avoir fervi la poftérité, que de les lui
avoir indiquées.

On pourroit fe prévaloir ici des éloges
que quelques ouvrages périodiques ont
donnés à ce Traité, de même que de la
maniere avantageufe dont les Médecins
étrangers les plus illuftres, tels que Mef-
fieurs Rega & M. Haller en ont parlé.

Mais on souhaite que cet Ouvrage soit principalement jugé d'après une lecture sérieuse & réfléchie. Il paroît que la Préface de M. Combalusier, où son zèle pour l'instruction de ses Lecteurs se montre avec tant de franchise, & ce discours analytique, doivent suffire pour en écarter toute obscurité, & en faciliter l'intelligence.

Mais avant de finir, je dois ici rappeller à M. Combalusier lui-même l'espèce d'engagement qu'il a contracté envers le Public, de traiter dans un autre Ouvrage qui fera corps avec celui-ci, les maladies venteuses qui ont leur siége ailleurs que dans les premieres voies. Quelque rares & quelques peu connues qu'elles soient, même par l'observation, si on en excepte l'emphysème de cause externe, il seroit fort intéressant de voir ce sujet neuf, développé par une main déja exercée à traiter la matiere qui y a le plus d'affinité.

P. S. On n'a point traduit l'Epître Dédicatoire adressée à M. l'Abbé de Bernis, alors Comte de Brioude, & à présent Comte de Lyon. Les justes éloges que l'Auteur donnoit en 1747 à son Mécène & à son ami, paroîtroient aujourd'hui fort au-dessous de ce que mérite un sujet que le Roi a jugé digne d'être son Ambassadeur auprès d'une Puissance considérable, & à qui il a désigné une place dans son Conseil.

PRÉFACE.

LA santé est l'unique objet de la Médecine. La conserver quand elle subsiste, la soutenir quand elle est chancelante, la rétablir quand elle est ruinée, voilà tout le partage de notre Art. Il est donc du devoir d'un Médecin sage & habile, d'approfondir tout ce qui peut porter le moindre trouble dans l'œconomie animale, & altérer ainsi cet heureux état de santé, le plus grand de tous les biens naturels. Il doit en rechercher avec empressement le vrai caractère, les différentes sources & les effets, & mettre enfin son étude à écarter tout ce pernicieux appareil, par une pratique raisonnée, prudente & sûre. Celui qui dans l'exercice d'une fonction si importante & si noble se conduit lâchement & négligemment, ou témérairement & inconfidérément, mérite les plus grands reproches, & doit être honteufement retranché du nombre des Médecins. Auffi voit-on depuis plufieurs fiécles un grand nombre d'Ecrivains diftingués dans cet Art, s'appliquer non-feulement avec ardeur à donner des préceptes généraux fur la connoiffance & le traitement de toutes les maladies, mais encore publier les Traités les plus détaillés & les plus favans, fur les diverfes efpèces de maladies en particulier, ce qui a produit une méthode plus lumineufe & plus certaine pour les guérir. Mais combien refte-t'il encore de maux, dont on n'a prefque point parlé, dont la nature eft couverte de profondes ténébres, & pour la guérifon defquels on n'a pas encore trouvé une voie fûre. On doit mettre de ce nombre les affeCtions flatueufes. Peu de Médecins en ont traité expreffément, & il y en a encore moins qui en ayent donné une ætiologie véritable, & fondée fur des principes Phyfico-mécaniques.

On trouve parmi les ouvrages d'Hippocrate un livre entier fur les vents ou flatuofités. Quelques-uns affurent qu'il eft véritablement de ce Prince de la Médecine, plufieurs en doutent, d'autres le nient. Il ne nous appartient pas de décider une queftion fi difficile. Mais foit que ce Livre ait été écrit par Hippocrate, ou par Polybe, ou par quelqu'autre que l'on voudra, on ne fauroit nier qu'il ne contienne des chofes excellentes & dignes d'Hippocrate. Il faut néanmoins avouer, que l'Auteur s'eft un peu trop livré à l'enthoufiafme dont il étoit faifi pour fon fujet, en établiffant les vents comme la fource commune de toutes les maladies. C'eft auffi ce qui a donné lieu de regarder Hippocrate comme le chef des Médecins Pneumatiques, quoiqu'il ne foit pas facile d'en juger ainfi par fes autres ouvrages. Cette matiere d'ailleurs eft traitée avec peu de méthode

dans ce Livre, & à peine y trouve-
t-on un feul mot des flatuofités qui
ont leur fiége dans les premiéres
voies.

Jean Fienus publia en 1682 un
Traité particulier fur les vents ou
flatuofités qui affligent le corps humain. Il y décrit nettement plufieurs maladies venteufes, & donne beaucoup d'excellens préceptes fur la maniere de les traiter :
mais ce qu'il avance touchant les
caufes des flatuofités, paroît peu
conforme aux loix de la bonne Phyfique & de l'œconomie animale.
Charles Delafont, Profeffeur à Avignon, dans fa favante Differtation Médicinale fur la tympanite, a donné de très-bonnes idées
fur les vents; mais il s'eft trompé en
ne faifant attention qu'à une feule
de leurs caufes. On trouve dans les
Œuvres de Vanhelmont beaucoup
de chofes fur cette matiére qui ne
font pas à méprifer. La Differtation
du célébre Stahl fur la paffion flatueufe, & ce que l'illuftre Frédéric

Hoffman, dans fa Médecine fyfté-
matique raifonnée, enfeigne fur
cette maladie, & fur le mal hypocondriaque & flatueux, m'ont beaucoup fervi dans la compofition de
cet Ouvrage, quoique l'un & l'autre foient imparfaits.

Mais dans les divers Ouvrages
qu'il m'a fallu parcourir, je n'ai rien
lû de plus exact ni de plus lumineux
fur l'origine des vents, que le peu
qu'en dit le fameux Herman Boerhaave dans fes admirables Apho-
rifmes fur la maniére de connoître
& de guérir les maladies. Je déclare
avec fatisfaction & avec les fentimens de la plus fincére reconnoif-
fance, que je dois infiniment à ce
grand homme dans l'étude de la Médecine, & dans ce que j'ai fait pour
éclaircir de mon mieux ce fujet intéreffant. Mais comme ce n'eft qu'en
paffant, & pour ainfi dire, par occafion, qu'il a parlé des rapports &
des flatuofités, comme d'un fymptôme de la fiévre, il n'eft pas éton-
nant que ce célébre Auteur ait

traité cette matiére avec son laco-
nisme ordinaire, & qu'il ait passé
sous silence quelques causes importantes des vents. Aussi cette partie
de l'ouvrage de Boerhaave, quoique
excellente d'ailleurs, & solidement
éclaircie par les savans Commentai-
res de l'illustre Baron Van-Swieten,
premier Médecin de l'Empereur &
de l'Impératrice Reine de Hongrie,
laisse encore beaucoup de choses à
désirer sur la matiére dont il s'agit.

A l'exception des Auteurs que
nous venons de citer, & peut-être
de quelques autres en très-petit
nombre, la plûpart regardent les
flatuosités comme un sujet vil & fri-
vole, qui ne demande qu'une doctrine vulgaire & triviale, & qui est
indigne de l'attention d'un Médecin : c'est pourquoi ils n'en parlent
ordinairement qu'avec la plus grande
négligence, à la hâte, & comme
par maniére d'acquit. Ce qui montre
toutefois que les vents ne sont point
à méprifer, c'est la multitude de
maux qu'ils produisent, maux in-

commodes, cruels, & souvent fu-
nestes, qu'il n'est pas moins difficile
d'expliquer méçaniquement, que de
combattre avec succès.

Bien éloigné de cette façon de
penser & d'agir, que je condamne
avec raison, j'entreprens volontiers
d'écrire un Traité des affections
venteuses ; & j'y suis spécialement
excité par les plaintes de tant de
malades qui gémissent sous la ty-
rannie de ces maux bizarres, & surtout par celles du beau sexe, que sa
délicatesse naturelle y rend si sujet.
L'honnête ambition de concourir à
dévoiler la vérité, se joint au desir
sincére de soulager les personnes
souffrantes, pour m'engager à cette
entreprise. Plût à Dieu que les
grands Maîtres dans l'art de guérir,
touchés de ce noble motif, voulus-
sent mettre sérieusement la main à
cet ouvrage, & nous communiquer
sincérement quelque chose de mieux
que ce que nous présentons au
Public. Tout ce que l'on y trouvera,
tant sur la théorie que sur la pra-

tique, n'eſt pas la production futile d'une imagination bouillante & déréglée, mais le fruit tardif des recherches ſoigneuſes ſur la nature. J'ai crû devoir puiſer dans les ſources les plus accréditées, pour en tirer tout ce qu'il y a de plus précieux & de plus propre à faire corps avec mes propres obſervations, & à enrichir cet Ouvrage. Puis-je me flatter d'avoir atteint le but que je m'étois propoſé? Je ne ſuis point aſſez préſomptueux pour le croire; il me ſuffira d'avoir peut-être montré le chemin à d'autres qui ſeront plus heureux que moi. Nous n'avons pas affecté dans la compoſition de ce Traité un ordre ſingulier & de pur agrément; mais nous nous ſommes conformés à la méthode reçûe, & nous avons moins cherché à embellir notre ſtyle, qu'à y mettre de la netteté, & moins à amuſer le Lecteur qu'à l'inſtruire. Quant au titre de *Pneumato- athologie* que nous avons donné à notre ouvrage, de deux mots grecs dont il eſt compoſé, le ſecond,

qui fignifie *Difcours fur les mala-*
dies, eft affez connu : le premier ,
qui eft pareillement grec , vient de
πνεῦμα , qui fignifie fouffle , vent ,
flatuofité, efprit, ou air. C'eft pourquoi les Médecins qui attribuoient
toutes les maladies aux vents, furent
nommés *Pneumatiques*. Cette fecte
eut autrefois de la vogue. On dit
qu'Hippocrate en étoit, comme nous
l'avons déja remarqué , & qu'elle a
eu pour elle Athénée , Agathinus ,
Hérodote , Magnus , & le célébre
Arétée. Elle étoit enfévelie dans
l'oubli , & comme éteinte depuis
plufieurs fiécles : mais de notre tems,
Rozetti dans fon Syftème mécani-
que & hippocratique , & Hecquet
dans fa Médecine naturelle , ont
tâché de la rétablir.

Quoiqu'en compofant cet Ouvrage épineux , j'aye apporté tout
le foin imaginable , pour ne rien
omettre qui pût contribuer à fa perfection, & pour écarter tout ce qui
étoit étranger à mon fujet ; il m'eft
fans doute échapé bien des chofes

qui auroient befoin d'être corri-
gées , ou qui peut-être mériteroient
d'être entiérement retranchées. Je
prie cependant le Lecteur de ne
pas mettre au nombre de ces dernié-
res ce que j'ai dit de la tumeur
flatueufe des tuniques inteftinales
(18), & de la tympanite de l'abdomen (26. 27. 28. 29.). Car
quoique je n'aye eu intention de
parler que des maladies flatueufes
qui occupent l'intérieur du conduit
alimentaire, il étoit néanmoins très-
convenable de faire mention de la
tumeur flatueufe qui fe forme entre
les tuniques de ce conduit , & qui
peut en retrecir ou en boucher la
cavité, & produire un gonflement
dans tout l'abdomen. Quant à la
tympanite abdominale , il m'a paru
à propos d'en traiter ici , foit parce-
qu'elle a un très-grand rapport avec
l'inteftinale qu'elle accompagne
quelquefois & dont elle eft fouvent
l'effet , foit afin que l'hiftoire de
cette maladie prife dans fa totalité,

fût complette, & non pas défectueuse ou partagée.

Mais comme en dévelopant, selon notre pouvoir, les sources cachées des vents, il nous a fallu examiner avec soin la nature, la force, & la maniére d'agir de tant de causes différentes, ce que presque aucun Auteur n'avoit tenté; il n'a guère été possible qu'il ne se soit glissé dans cet Ouvrage certaines choses qui du premier abord paroissent ne pas s'accorder. Le savant Lecteur pourra aisément les corriger, ou bien il aura la bonté de nous les pardonner. Ainsi, par exemple, nous avons avancé en plusieurs endroits, que les affections spasmodiques produisent dans le genre nerveux une disposition spasmodique; & en plusieurs autres endroits, que le spasme entraîne quelquefois après soi l'atonie. Ces deux points, qui semblent se contredire, ont besoin de quelque nouvel éclaircissement. Le spasme ou le mouvement spasmodique dépend d'une

action violente du cerveau & du
fyftême nerveux ; il fraye ainfi au
fluide fpiritueux une route plus aifée,
il tient les fibres nerveufes dans un
plus haut dégré de tenfion , & les
rend par-là plus fufceptibles de
nouvelles fecouffes. Il furviendra
donc en conféquence beaucoup plus
aifément de nouveaux fpafmes ,
pourvû néanmoins que la fource
commune des liquides ne foit pas
épuifée , & qu'il y ait toujours
quelques caufes propres à agiter le
cerveau , ou à ébranler les fibres
nerveufes avec une certaine force,
comme dans l'affection hyftérique
& hypocondriaque, & dans les tempéramens vifs & bouillans. Mais
s'il y a eu précédemment un fpafme
très-violent ou très-long, & fi les
caufes qui l'excitoient, ont tout-à-
coup été détruites ; fi la quantité ordinaire du fluide nerveux vient à
manquer, à caufe de quelque évacuation exceffive, à laquelle l'éréthifme a fouvent donné lieu ; ou
bien fi les humeurs fortement re-

pouffées par le froncement fpafmodique de certaines parties fe jettent
en abondance dans d'autres organes,
& en affoibliffent extrêmement le
reffort ; alors le fpafme eft néceffairement fuivi d'atonie. On voit
clairement par-là, que les affections
fpafmodiques produifent fouvent
une contraction fpafmodique dans
un endroit, & un relâchement dans
l'autre. Par exemple, la colique
fpafmodique & flatueufe refferre
affez fouvent les deux orifices de
l'eftomac, ou certains endroits du
conduit inteftinal qui font naturellement plus étroits, tandis qu'elle
affoiblit les parois entre deux, à
caufe de la trop grande dilatation
que l'air enfermé y occafionne. Ainfi
le paroxyfme hyftérique fronce très-
fouvent le fphincter du gofier &
celui de l'anus, tandis qu'il laiffe
la plûpart des parties, & fur-tout les
extrémités, flafques, gonflées, &
prefque fans reffort. C'eft ainfi
enfin que prefque toutes les maladies de ce genre tendent les fibres

nerveuses, & les disposent à des
vibrations déréglées ; tandis que
certains vaisseaux des plus petits &
des plus foibles, accablés & dilatés
outre mesure par les liquides qui y
refoulent en trop grande abondance, tombent dans une sorte de langueur & d'inertie.

Pour mettre dans un plus grand
jour une matiére si obscure, il importe d'observer que le spasme n'est
pas seulement produit par une augmentation de la vertu élastique,
mais qu'il est plutôt l'effet de l'action tonique ou musculaire devenue
plus forte. Or comme ces deux ac-
tions ne dépendent aucunement
d'une distension précédente, que la
premiére est propre à toute fibre
sensible du corps vivant, & la seconde aux fibres charnues seulement, & qu'ainsi elles différent extrêmement de l'action élastique ;
elles ne produisent pas nécessairement un relâchement, quoiqu'elles
ayent été portées à un plus haut dégré qu'à l'ordinaire, pourvû que les

caufes mécaniques de l'action du
cerveau & des nerfs , dont elles
émanent, n'ayent pas été d'ailleurs
affoiblies. Au contraire l'exercice
trop fort ou trop fréquent de la
vertu élaftique, fuppofant toujours
une *diftraction* alternative & trop
violente des fibres , doit enfin les
relâcher & les affoiblir. Si donc le
fpafme ou le mouvement fpafmodique eft excité par une caufe qui
diftende les fibres , il fera beaucoup
plus aifément fuivi de relâchement:
mais s'il eft le fruit d'une paffion
violente , ou d'un agacement &
d'une irritation des fibres , il laiffera
le plus fouvent après lui une plus
grande tenfion & un plus grand
refferrement.

Ce n'eft pas ici le lieu d'expliquer plus au long la nature, la force,
la convenance, & la différence , de
l'action élaftique, tonique , & muf-
culaire. On ne fauroit rien trouver
de plus lumineux fur cette matiére
difficile, que ce qui eft contenu dans
les cayers manufcrits que le favant

M. Ferrein , maintenant Professeur au Collége Royal de France & au Jardin du Roi , & de l'Académie des Sciences , a autrefois dictés à Montpellier. Il suffira d'observer que l'effort élastique des fibres ne contribue à là contraction spasmodique que par accident , & lorsqu'il y a eu précédemment quelque *dis‑traction*; mais que l'action tonique, ou l'action musculaire, ou l'une & l'autre en même tems, y concourent toujours comme causes efficientes & nécessaires. Peut-être que nous aurons occasion de traiter ailleurs ce sujet d'une maniére plus convenable & moins seche. En recherchant (96.) le siége de la contraction spasmodique , que nous regardons comme la principale cause du choléra sec , nous avons été d'avis qu'elle n'occupoit pas seulement les gros intestins , parceque , *si cela étoit, l'explosion des vents se feroit seulement par le bas.* Ensuite (97) en expliquant les causes du reflux des vents vers le haut , nous avons établi qu'il provenoit *d'une trop forte contraction, & d'un trop grand retreciffement de la partie inférieure du conduit inteftinal.* Comme ces deux affertions renferment une contradiction apparente, voici de quelle maniére nous la levons en peu de mots. Lorfque nous avons attribué le choléra fec à la contraction fpaf-modique comme caufe principale, nous n'avons pas entendu celle, qui étant conftante & permanente, efface prefque entiérement la cavité du conduit, & qui occupant ainfi les gros inteftins, repoufferoit d'abord les vents dans les inteftins-grêles, enfuite dans l'eftomac & l'œfophage: nous avons feulement voulu défi-gner cette forte de contraction con-vulfive, qui s'éxerce alternative-ment, qui à la vérité refferre le conduit, mais ne le ferme pas tout-à-fait, & qui en augmentant la cé-lérité du mouvement périftaltique, chaffe les vents avec beaucoup d'im-pétuofité. Il eft évident que fi cette contraction occupe l'inteftin colon,

& que l'anus n'oppose pas trop de réfiſtance, elle doit cauſer une violente expulſion des vents par le bas. Mais lorſque nous avons attribué le reflux des vents vers le haut à une trop forte contraction & à un trop grand retreciſſement de la partie inférieure du conduit inteſtinal ; alors nous avons fixé dans l'extrémité de l'inteſtin rectum le ſiége du mal , c'eſt-à-dire du reſſerrement conſtant & opiniâtre du canal, qui eſt en partie ſpaſmodique , & en partie cauſé par la trop grande plénitude des vaiſſeaux ſanguins. Or il n'y a pas lieu de s'étonner que ce reſſerrement ſoit un obſtacle à la ſortie des matiéres, ainſi que des flatuoſités , & les repouſſe même ſupérieurement : auſſi le ventre demeure-t'il alors opiniâtrément conſtipé. La contradiction dont il s'agit , diſparoît entiérement par cette explication.

On feroit peut-être ſurpris que je ne fiſſe dans cet Ouvrage aucune mention de l'expérience ſin-

guliére, par laquelle on a prouvé
que les vents des inteſtins peuvent
s'enflammer (*a*). Comme elle démontre clairement que la matiére
des vents eſt chargée de parties
ſulphureuſes & ignées, elle méritoit
d'être rappellée ici.

Nous avons eu une extrême attention de ne rien avancer qui ne
fût appuyé ſur l'expérience, & nous
avons eu à cœur d'enrichir ce Traité
de toutes les obſervations certaines
& importantes que nous avons pû
recueillir de tout côté. On pourroit
néanmoins en tirer encore de divers Auteurs un aſſez grand nombre d'autres ; comme d'Albert (*h*),
l'exemple d'une flatuoſité exceſſive
& ſinguliére ; de Zacutus Luſitanus,
(*c*) l'hiſtoire ſurprenante d'un vent

(*a*) Garmann. Mirac. mortuor. lib. 2. tit.
§. 70. 71 Rudolph. Goclenius phyſiol. cre-
pit. ventr. probl. 16. A. N. C. decad. 1,
an. 1. pag. 157.

(*b*) Juriſprud. Med. p. 11. pag. 437.

(*c*) Med. Princ. Hiſtor. lib. 6. hiſtor, 5.
pag 946. & ſeq.

furieux ; de Blegny (*d*), celle d'un
vent pouffé par enhaut & par enbas ; des Actes de l'Académie des
Curieux de la Nature (*e*), l'obfervation d'une tympanite produite
par une flatuofité fupprimée. Mais
lorfque j'ai eu entre les mains ces
différens livres , mon ouvrage étoit
déja prefque tout imprimé , & il
auroit été trop long & trop en-
nuyeux d'y inférer toutes les obfervations qui fe feroient préfentées.
Je ne faurois m'empêcher néanmoins d'en joindre ici deux , qui
méritent certainement d'être rapportées. Elles font tirées l'une & l'autre
des Actes de l'Académie des Curieux de la Nature (*f*), & font voir
les terribles & funeftes effets que
les vents produifent dans le corps
humain. La premiére eft exprimée
en ces termes : » Un garçon Apo-

(*d*) Zodiac. Gall. an. 1682. Mart. Obfervat. 8.

(*e*) Act. Acad. Nat. Curiof. decad. 4. an.
5. obferv. 142.

(*f*) Act. Acad. Nat. Curiof. decad. 3. an.
9. obferv. 172. Guftavi Cafimiri Garliep.

fticaire

»ticaire, qui travailloit dans la bou-
»tique de Frederic, tout près de
»cette Capitale, & qui jufques-là
»avoit joui d'une parfaite fanté, &
»étoit fur le point de finir fon ap-
»prentiffage, alla fe coucher après
»avoir foupé affez frugalement avec
»du pain trempé dans de la biere
»affaifonnée de miel. Le lendemain
»matin on le trouva mort dans fon
»lit. Comme il ne paroiffoit à l'ex-
»térieur aucune caufe d'une mort fi
»foudaine, on en chercha une au-
»dedans par l'ouverture du cada-
»vre. L'abdomen ayant éte ouvert,
»on n'y trouva d'autre figne de ma-
»ladie, que les inteftins prodigieu-
»fement dilatés par les vents, & fi
»horriblement gonflés, que l'épi-
»ploon étoit entiérement retiré en-
»haut vers le colon fous l'eftomac.
»Tous les boyaux étoient extraordi-
»nairement contournés, entortillés,
»brouillés & confondus enfemble,
»tout-à-fait dérangés & déplacés;
»fans qu'ils euffent d'autre mal re-
»marquable, non plus que tous les

d

»autres vifcères , tant de la région
»fupérieure que de la moyenne. Ce
»qui montroit qu'il n'y avoit eu
»d'autre maladie qu'une colique af-
»freufe , produite par les vents ,
»qui eût été la caufe de cette mort
»imprévûe. « L'exemple que nous
avons dit (61) fur la foi d'autrui (*a*),
être tiré des Tranfactions Philofophiques , reffemble extrêmement à
celui-là. L'autre obfervation eft
rapportée de la maniére fuivante :
»A Dantzik..... un Négociant
». . . étant dans la falle de l'Hô-
»tel-de-Ville , fe trouva tellement
»preffé d'un vent violent , qu'il fut
»contraint , malgré qu'il en eût ,
»de quitter la compagnie de ceux
»avec qui il étoit , pour fe retirer
»promptement chez lui. A peine
»avoit-il traverfé la moitié de la
»place en marchant fort vîte , que
»ne pouvant fe retenir plus long-
»tems , il fut obligé de fe jetter dans

(*a* Prax. Med. Hermann. Boerhaave , feu
Commentar. in Aphorifm. ejufdem ab ano-
nymo edita , art. de Ructu & Flatu,

»une maison voisine , où après en
»avoir humblement demandé la
»permission à la maîtresse qu'il ren-
»contra à l'entrée , il laissa enfin
»aller ce qu'il avoit retenu jusques-
»là avec tant de peine ; & alors il
»rendit par le bas un vent très-fé-
»tide , avec un bruit épouvantable,
»qui dura presqu'un quart-d'heure,
»& qui ne cessa que lorsque cet
»homme rendit l'ame en achevant
»de rendre son vent. « Cette histoire
surprenante confirme ce que nous
avons remarqué (104) du danger
qu'il y a de retenir volontairement
les vents. Or je crois que ce qui
causa la mort de ce malheureux
bourgeois , c'est que l'air ayant acquis un ressort excessif par une longue & violente compression , s'é-
chapa tout entier par le fondement,
& laissa l'estomac & les intestins
vuides , d'où s'ensuivit un affaissement extraordinaire dans tout l'abdomen , & ensuite un abord prodigieux du sang & de tout les liquides , qui causa une syncope mor-

telle. J'aurois tort de paſſer ici ſous ſilence ce que j'ai appris de l'illuſtre M. Senac, aujourd'hui premier Médecin du Roi, ſavoir qu'ayant ouvert les cadavres de pluſieurs ſujets morts de tympanite, il avoit trouvé les inteſtins extrêmement gonflés en certains endroits par les vents qui y étoient retenus, & reſſerrés, contournés, quelquefois même durcis & preſque cartilagineux en d'autres. Cette obſervation, que l'Auteur a eu la bonté de nous communiquer, ſert à en confirmer pluſieurs autres ſemblables, qui ſont rapportées dans le cours de cet ouvrage.

Quoiqu'en expliquant la curation des maladies flatueuſes, nous ayons eu un ſoin particulier d'appliquer aux divers cas les remèdes les plus appropriés, on ne laiſſera peut-être pas de nous blâmer d'y en avoir entaſſé un trop grand nombre, qui pourroient embarraſſer le Médecin & nuire au malade, ſi on les employoit tous. Mais chacun de ceux que nous avons propofés , eft toujours fubordonné aux indications établies précédemment ; c'eft pourquoi dans les méthodes curatives que nous donnons, on ne doit pas craindre une obfcurité empirique. Je conviens qu'un fatras de remèdes eft ici très nuifible , & j'en ai averti plufieurs fois dans cet ouvrage ; auffi ne les ai-je pas rapportés pour qu'on les mît tous en ufage dans la même maladie. Qu'on ne fe plaigne donc pas de leur abondance : ils font en grand nombre , afin qu'on en choififfe peu.

Enfin j'ai cité foigneufement tous les Auteurs d'où j'ai tiré quelque chofe, & jamais mon deffein ne fût de fruftrer perfonne de la gloire qui lui eft dûe.

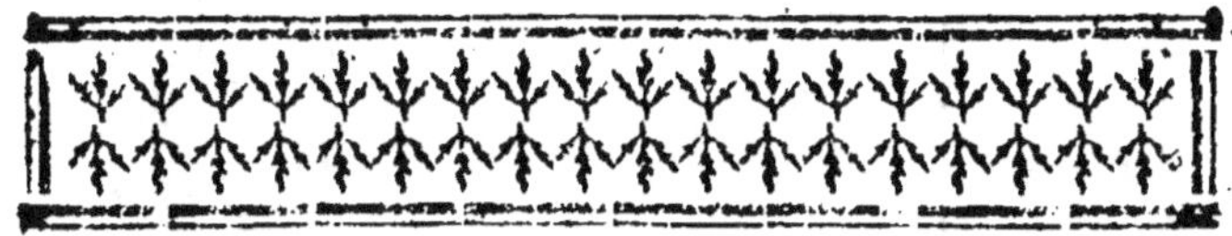

TABLE

DE LA

PNEUMATO-PATHOLOGIE,

Ou du Traité des Maladies Venteuses du corps humain.

PREMIERE PARTIE.

CHAPITRE PREMIER.

TABLE.

CHAPITRE II.

TABLE.

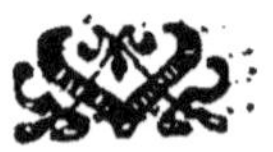

TABLE.

CHAPITRE III.

DES SYMPTÔMES DES AFFECTIONS VENTEUSES. 201

CHAPITRE IV.

TABLE.

TABLE.

CHAPITRE V.

DES SIGNES PRONOSTICS DES MALADIES VENTEUSES. 270

Fin de la Table de la premiere Partie.

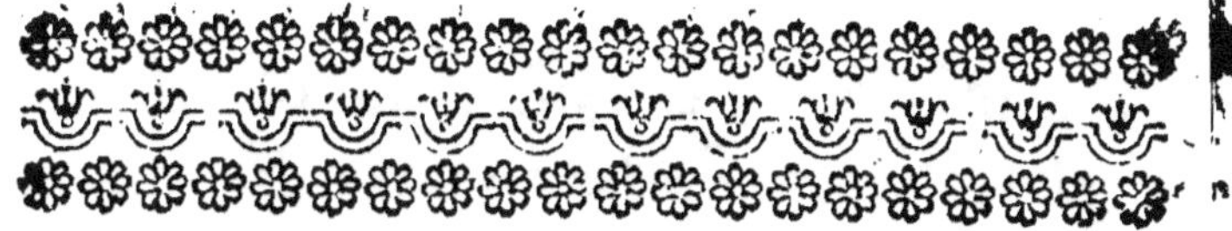

TABLE

Du contenu en la seconde Partie.

CHAPITRE VI.

DE LA CURATION DES MALADIES VENTEUSES.

TABLE.

TABLE.

TABLE.

TABLE.

Fin de la Table de la feconde Partie.

ERRATA

Du premier Volume.

PAge 67. *lig.* 12 la gelé. *lif.* la gelée.
    Pag. 73. *lig.* 19. & 20. qui en
font la continuation, *lif.* qui font la continuation du premier.
    Pag. 73. *lig.* 21. & 22. que vents,
lif. que les vents.
    Pag. 96. *lig.* 15. languiffante, *ajoutez*
ou convulfive.
    Ibid. lig. 17. & 18. qui n'étant re-
pouffés que foiblement, *lif.* qui étant
retenus ou repouffés foiblement.
    Pag. 105. *lig.* 11. a tenté. *lif.* a ten-
tée.
    Ibid. lig. dern. enkriftées. *lifez* en-
kiftées.
    Pag. 110. *lig.* 22. hetnie. *lif.* hernie,

Pag. 111. *lig.* 15. partial. *lif.* partiel.

Pag. 116. *lig.* 20. font. *lif.* font.

Pag. 126. *lig.* 20. excita. *lif.* excite.

Pag. 147. *lig.* 19. & les rafraîchif-fans. *lif.* & que les rafraîchiffans.

Ibid. lig, 20. qu'au contraire. *lif.* au contraire.

Pag. 177. *lig.* 7. auffi. *lif.* fi.

Pag. 215. *lig.* 1. pius. *lif.* plus.

Pag. 264. *lig.* 16. fi la fortie. *lif.* fi leur fortie.

Pag. 265. *lig.* 1. une hiftoire. *lifez* l'hiftoire.

Pag. 277. *lig.* 27. une iffue. *lif.* une double iffue.

Pag. 278. *lig.* 1. & 2. ou externe. *lif.* ou l'externe.

Pag. 281. *lig.* 28. fera. *lif.* fera.

Pag. 284. *lig.* 21. ou fi. *lif.* mais fi.

Partout où vous trouverez fondé de, *lif.* fondé à.

PNEUMATO-PATHOLOGIE,

OU

TRAITÉ

DES MALADIES

VENTEUSES,

*Auxquelles le Corps humain
eſt ſujet.*

'Importance de mon
ſujet ne me ſéduit pas, juſ-
qu'à attribuer avec la ſecte des
Pneumatiques, toutes les maladies aux Vents. Je n'adopte aucune hy-
pothêſe, & je ne prends d'autre guide
que l'obſervation, en établiſſant d'abord
deux claſſes des affections venteuſes qui
affligent le corps humain. L'une comprend toutes celles qui ont leur ſiége
dans le canal alimentaire, c'eſt-à-dire

dans ce conduit qui commence au fonds du gozier, & fe termine à l'anus. Celles qui occupent les autres parties du corps forment la feconde claffe. Ce Traité n'a pour objet que les premiéres , qui font fans contredit les plus fréquentes & les plus fâcheufes. Les autres fourniront la matiére d'un fecond ouvrage qui fera lié avec celui-ci.

CHAPITRE PREMIER.

HISTOIRE DES AFFECTIONS VENTEUSES.

2. ON ne peut douter que l'œfophage, l'eftomac & les boyaux, ne foient le théâtre ordinaire des maladies ventéufes. L'expérience journaliére en convainc; car il n'eft perfonne qui n'éprouve plufieurs fois chaque jour, fur-tout aprés les repas, que les vents fortent avec effort par le haut ou par le bas, ou roulent dans la capacité du bas ventre. Si tout cela fe paffe fans douleur, fans incommodité, & fans aucun dérangement de la fanté, nous ne devons pas en traiter ici. Mais fi ces vents font violens & douloureux, ou s'ils jettent quelque trouble dans l'œconomie animale, ils exigent le fecours de la Médecine, & méritent par conféquent

d'être examinés & approfondis ici avec toute l'éxactitude poſſible.

LE VENT EN GÉNÉRAL.

3. On entend ici par *Vent* ou *Flatuoſité*, une matiére fluide, une eſpéce de vapeur aërienne & élaſtique, qui faiſant un grand effort pour ſe dilater, diſtend violemment le canal alimentaire où elle eſt contenue, & qui tantôt y eſt reſſerrée & fixée dans un endroit; tantôt parcourt rapidement les différentes circonvolutions de ce long tuyau; ſouvent enfin ſe fraye une iſſue au dehors, & produit ainſi des gonflemens, des douleurs, des tranchées, & autres ſymptômes. Il me paroît qu'on ne peut donner une notion générale du vent, qui ſoit plus juſte & plus exacte que celle-ci, puiſqu'elle préſente clairement & diſtinctement toutes les maladies *flatueuſes*, dont nous allons parler en détail, & qui ſe réduiſent aiſément aux trois genres déſignés.

LES VENTS QUI S'ECHAPPENT AU DEHORS.

4. Je place à la tête de tous ces maux ceux dans leſquels les Vents ſont chaſſés du corps. Ils ſont les plus connus, & ordinairement les moins dangereux. On les

nomme différemment , fuivant la voye
par où fe fait l'explofion.

Le Rapport , en latin *Ructus*.

a. Si c'eft par le haut, il s'appelle Rapport , qui felon la diverfité des vapeurs
dont il eft chargé , eft acide , amer , nidoreux , puant , infipide , ou enfin a le
goût particulier de l'aliment dont on a
ufé.

Les Vents inférieurs.

b. Les vents qui fortent par le fondement , s'échappent furtivement & fans
bruit , ou rendent un fon plus ou moins
fort ou aigu , & font quelquefois extrêmement bruyants. Ces variétés leur ont
fait donner plufieurs noms par les Grecs
& les Latins. La délicateffe de notre
langue ne me permet pas de rapporter ici
les expreffions dont elle fe fert dans cette
occafion; elles font fi triviales qu'on ne
peut me reprocher de les omettre.

Le Cholera fec.

c. Si les vents fortent en même tems
& avec violence par les deux voyes, c'eft
ce que l'on appelle le Cholera fec, *Cho-*
lera ficca , qui a été fi bien décrit par
Hippocrate (*a*) , & qui eft accompagné

*) De victus ratione in acut. lib. 4.

d'une conftipation opiniâtre, de la tenfion du bas-ventre, de tranchées, & de
douleurs dans les lombes.

5. Nous avons donné jufqu'ici la defcription des maladies clairement caraété-
rifées par l'éruption des vents. Ce détail,
quoique ménagé & concis, paroîtra peut-
être bas & déplacé à certaines perfonnes.
Mais nous ne craignons pas d'éprouver
le même jugement de la part des efprits
fenfés & vraiement philofophiques, qui
toujours curieux de ce qui peut être utile
à l'humanité, & avides obfervateurs de
la nature, portent avec une attention
égale leur vûe fur tous les phénoménes
qu'elle leur préfente.

LES VENTS RENFERMÉS INTÉRIEUREMENT.

6. Les Vents qui ont, pour ainfi dire,
établi leur demeure dans l'eftomac &
dans les inteftins, font ordinairement des
hôtes plus dangereux & plus cruels que
les premiers. Je les divife d'abord en
deux efpéces. Les uns font vagues & mobiles, c'eft-à-dire qu'ils fe promenent
dans les différenies parties du conduit alimentaire : les autres font fixés & comme
cantonnés dans un endroit.

Le Grouillement ou *Borborygme.*

a. Lorfque les Vents parcourent avec

bruit & fans douleur les circonvolutions
du tuyau inteſtinal, c'eſt ce qu'on nomme *Grouillement* ou *Borborygme.* Le ſon,
qui dure plus ou moins de tems, en eſt
tantôt aigu, tantôt grave, & ſouvent
très-fort.

Colique venteuſe vague, Tranchée.

b. Si le vent en ſe portant rapidement
& fans bruit, d'un côté du bas-ventre à
l'autre, cauſe des douleurs aigues; le mal
s'appelle Colique venteuſe vague, Tranchée.

Colique venteuſe de l'eſtomac.

c. Lorſque les Vents ſe ramaſſent ſubitement & ſont reſſerrés dans quelque
partie du canal alimentaire, où ils produiſent une violente douleur, ils forment
la vraie Colique venteuſe fixe. Elle a
ſouvent ſon ſiége dans l'eſtomac, ſavoir
lorſque l'air eſt retenu & comprimé entre ſes deux orifices retrécis; elle eſt ſuivie ordinairement alors d'un grand nombre de ſymptômes affreux. Les membranes de l'eſtomac ſont ſi cruellement diſtendues, qu'il ſemble qu'elles vont être
déchirées, la reſpiration eſt gênée, l'inquiétude eſt extrême, les forces s'abbat-
tent, la face ſe rappétiſſe & pâlit, les

extrémités se refroidissent, les défaillan-
ces sont fréquentes, le gozier se retrécit,
la déglutition devient difficile ; il arrive
des tintemens d'oreille, des palpitations
de cœur, des tiraillemens & des douleurs
dans les autres parties du corps. La violence du mal augmentant toujours, on
a vû quelquefois survenir la jauniffe, le
vertige, des mouvemens convulfifs, la
fyncope, l'apopléxie même. Cependant
il arrive le plus fouvent, que le mal n'eft
pas porté jufqu'à cet excès, & que la nature en devient victorieufe, en excitant
une éruption abondante & impétueufe
des vents par le haut, qui prévient ou
appaife tous ces fymptômes redoutables,
& ramene les pauvres malades à leur état
naturel.

Colique venteuse inteftinale.

d. Les vents font affés fouvent ra-
maffés & renfermés dans les gros inteftins
ou dans les grêles ; de-là naît la Colique
venteufe inteftinale, qui n'eft gueres
moins cruelle que celle d'eftomac. Une
conftipation opiniâtre, des inquiétudes,
le froid des extrémités, des palpitations,
la pâleur du vifage, l'abbattement des
forces, l'accompagnent prefque toujours.
Elle attire quelquefois des vertiges, des
lipothimies, la jauniffe, & la formidable

paſſion iliaque. Il eſt cependant aſſés ordinaire que l'exploſion des vents par le
haut & par le bas termine heureuſement
cette maladie.

Météoriſme ou *gonflement venteux.*

e. Si les vents cauſent une dilatation
ſubite de l'eſtomac & des inteſtins, de
maniere que tout le bas-ventre s'éleve
conſidérablement, & ſur-tout vers les hypochondres ; cette tuméfaction prompte
& qui ne paſſe pas les bornes des maladies
aigues, ſoit qu'elle ſoit douloureuſe ou
non, ſe nomme en général Météoriſme,
ou gonflement venteux.

Tympanite.

f. Enfin ſi les vents s'accumulent peu
à peu dans l'eſtomac & dans les inteſtins
en aſſés grande quantité & aſſés longtems,
pour former une tumeur habituelle &
conſtante du bas-ventre, qui ſoit tendue &
élaſtique, & qui retentiſſe comme un tambour ; cette maladie rare & ſinguliere,
dont nous donnerons plus bas une deſcription plus exacte & plus détaillée,
s'appelle Tympanite, *Tympanites, Tympanias.*

Reflux des Vents vers le haut.

7. La voye inférieure eſt quelquefois

prefque fermée, ou du moins tellement
retrécie, qu'il y a une pareffe & une fé-
chereffe de ventre des plus rébelles ; &
les vents ne pouvant fe faire jour par le
bas, font obligés de refluer vers le haut,
& de tenir l'eftomac douloureufement diftendu, ou de fe porter avec effort vers la
bouche. Il a plû à un Auteur célébre (a)
d'appeller ce reflux incommode de vents
du nom Grec *Anadrome*. Cette indifpo-
fition eft très-ordinaire aux hypochondriaques ; elle eft, pour ainfi dire, mixte,
puifque les vents fortent d'un côté, &
font repouffés de l'autre. C'eft pourquoi
le nom de Cholera fec à demi fupprimé
paroîtroit lui convenir affez.

PASSION FLATUEUSE.

8. Il eft bien des gens qui réuniffent
en eux la plûpart des accidens que nous
avons décrits, & qui font tourmentés très
fouvent & à la moindre occafion, ou en
même tems ou fucceffivement, d'une
tenfion violente & d'un gonflement dans
l'eftomac & dans les boyaux, de rapports, de grouillemens, de cardialgie,
de tranchées, de douleurs, & de tiraillemens dans la région ombilicale & épi-
gaftrique, & dans les hypochondres, de
palpitations de cœur, de tintemens d'o-

____
(a) Erneft. Stahl, Differtatio de Flatulentiâ.

reille, de trémouſſemens dans les différentes parties du corps, & de pluſieurs
autres ſymptômes bizarres. Comme preſque tout devient chez eux une cauſe de
vents, on peut les appeller en Médecine
venteux ou *flatueux*, & je ſuis très fondé
de donner à l'indiſpoſition cruelle & rébelle dont ils ont le malheur d'être atteints, le titre de *Paſſion flatueuſe* ou *ven-*
teuſe. On l'a nommée en latin *flatulen-*
tia. Des vents qui s'excitent fréquemment
& en abondance, qui troublent toute
l'œconomie animale, & attirent un nombre prodigieux d'accidens fâcheux, en
forment le caractère. Le ſort de ces pauvres malades eſt aſſurément déplorable :
car quoiqu'ils paroiſſent d'ailleurs jouir
d'une aſſés bonne ſanté; s'ils mangent un
peu plus qu'à l'ordinaire, s'ils ont quelque
chagrin, s'ils eſſuyent quelque frayeur,
s'ils s'animent un peu trop, s'ils ſouffrent
le froid, s'ils boivent des liqueurs ſpiritueuſes, s'ils mangent même en petite
quantité des fruits & des légumes, comme des pois, des fèves, & autres alimens
venteux & prompts à fermenter, qu'un
autre avaleroit cependant ſans en être incommodé, ils ſont dans l'inſtant violemment aſſaillis & comme farcis de vents.
Ceux-ci ſe ramaſſent pour l'ordinaire tout
d'un coup, quelquefois peu à peu, ſouvent ſans qu'il ait précédé aucune cauſe
ſenſible.

Trois espèces de Passion flatueuse.

9. La Passion flatueuse telle que nous venons de la dépeindre (8) mérite d'être soigneusement distinguée en trois espèces, pour prévenir les méprises toujours à craindre dans la pratique. L'une est plus bénigne, plus lente, & moins cruelle que les autres. Elle ne traîne point après elle des maux aussi nombreux ni aussi allarmans. Les vents y sont pour ainsi dire immobiles, comme dit Fiénus (a), ou du moins ils ne se meuvent que lentement, & paroissent se borner pour l'ordinaire à tendre & à enfler le bas-ventre, n'y occasionnant point ou très-peu de douleur. Cette espèce, quoique moins violente, résiste opiniatrément aux remédes; elle est assez féconde en vents ; un gonflement incommode du bas-ventre, des rapports, des grouillemens, le dégoût, des digestions paresseuses, & quelquefois le cours de ventre, en sont les suites.

10. Une violence bien décidée, & presque toujours également soutenue, caractérise la seconde espéce de passion flatueuse. Les vents qui en sont le fonds & le principe, se forment & se meuvent pour ainsi dire avec fureur ; ce sont des pro-

______
(a) De Flatibus Commentar. novus, cap. 6. de Flatuum different. pag. 24. & 25.

tées , selon Fiénus , toujours prêts à se transformer en toutes sortes de maux ; tantôt ils parcourent avec la plus grande rapidité les différentes régions du conduit alimentaire ; tantôt gênés entre deux obstacles ils font des efforts redoublés pour les vaincre, se procurer une issue, & se débander. C'est ainsi qu'ils produisent des borborygmes, des tranchées, la colique, le météorisme, des tensions très-douloureuses, des cardialgies, des palpitations, des vertiges, des syncopes, & plusieurs autres symptômes aussi irréguliers que fâcheux. Le froncement de la partie inférieure des intestins est si grand pour l'ordinaire dans cette maladie, qu'on ne peut quelquefois introduire la cannule dans l'anus pour donner des lavemens; aussi la constipation est-elle d'une opiniâtreté presque invincible ; on est plusieurs jours sans aller à la selle , & ce n'est jamais qu'avec effort & douleur.

11. L'on peut enfin établir une troisiéme espèce de passion flatueuse, qui est peut-être plus fréquente que les deux premiéres, qui en est pour l'ordinaire la suite , & qui, sans avoir la vivacité de l'une ni la lenteur de l'autre, les surpasse en opiniâtreté, & tient le milieu entre les deux. Les vents qu'elle excite, sont quelquefois assez tranquilles, & quelquefois très-violens; tantôt ils causent un gonflement incommode de

l'eſtomac & des boyaux ; tantôt ils les diſtendent très-douloureuſement; ſouvent ils produiſent en même tems l'un & l'autre effet, mais dans des différentes portions du canal ; ils occaſionnent enfin des ſymptômes qui paroiſſent d'une nature oppoſée. Cette diviſion de la paſſion flatueuſe paroîtra peut-être à quelques-uns trop recherchée & trop peu ſenſible. Je conviens que les variétés qui en ſont l'objet, ne ſont pas fort aiſées à diſtinguer, & qu'elles échapperont conſtamment à des yeux peu clairvoyans ; mais un Médecin attentif, habile, & qui a quelque ſagacité, les démélera ſans beaucoup de peine.

12. Ceux que l'on remarque être les plus ſujets à la premiére eſpéce de paſſion flatueuſe (a), ſont les phlegmatiques & pituiteux, qui ont le tiſſu du corps lâche & ſpongieux ; les enfans, les vieillards ; ceux qui ont été abbattus par de longs chagrins, ou affoiblis par des maladies précédentes, comme par une perte de ſang; ceux qui ont l'eſtomac froid ; les cachectiques ; ceux qui font un trop grand uſage des alimens épais, viſqueux & huileux ; ceux qui avalent trop abondamment du lait ou de l'eau ; ceux enfin qui ont déjà

____

(a) Frider. Hoffman. Med. ſyſtemat. Ration. cap. 2. Nenter fundamenta Medic.

éprouvé des attaques d'apopléxie ou de paralyfie (*a*).

13. La feconde efpéce de paffion flatueufe (10) eft beaucoup plus fréquente que la premiére, fur-tout dans les pays méridionaux. Elle eft le partage ordinaire des femmes vaporeufes & hyftériques, qu'elle tirannife cruellement. Car elles font prefque toujours tourmentées de rapports, de grouillemens, de tenfions, de tranchées, de colique, & d'autres accidens de cette nature ; & tous les paroxyfmes hyftériques en général font accompagnés d'un amas de vents qui s'élevant en forme de globe, du bas-ventre jufqu'à l'extrémité fupérieure de l'éfophage fermée par la convulfion de fon mufcle conftriétcur , occafionnent un étranglement. La refpiration en eft quelquefois prefque totalement interceptée ; & cet état effrayant ne ceffe que lorfque la voye étant ouverte, les vents fortent abondamment par la bouche. Cette même paffion flatueufe n'eft pas moins propre aux hommes atteints de l'affeétion hypochondriaque, qui a tant d'affinité avec l'hyftérique qu'elle n'en différe prefque pas. Il n'eft point de maladie ou l'on obferve une plus grande abondance de vents ; car tous les fymptômes dont nous avons ci deffus (8. 10. 11.) fait l'ex-

(*a*) Georg. Bagliv, Prax. Med. lib. 1. pag. 112.

pofition , joints à des tiraillemens douloureux, des vertiges, un ferrement de
poitrine , des maux de tête, un crache-
ment copieux , la langueur de tout le
corps, la frayeur, l'inquiétude, la trif-
teffe , la méfiance , un fommeil interrompu , une imaginatiou frappée & fouvent troublée, & enfin la crainte de la
mort, font les traits aufquels on ne peut
méconnoître l'affection hypochondriaque.
La paffion flatueufe accompagne donc
toujours ce mal cruel & prefque indomptable; elle en eft fouvent l'avant-coureur,
& ne fait pour l'ordinaire avec lui qu'une
feule & même maladie. Ainfi un Auteur
célébre (a) eft très fondé de l'appeller le
mal fpafmodique-flatueux : l'expérience
journaliére a appris que tous ceux qui
deviennent facilement hypochondriaques,
font également fujets à la paffion flatueufe
dont il s'agit ici. Tels font les mélancholiques, les atrabilaires, les bilieux,
les gens de lettres , ceux qui ont l'efprit vif & pénétrant , qui fuivent avec
trop d'ardeur l'attrait des fciences, qui
paffent les nuits fur les livres, ceux qui
ont le goût trop voluptueux & qui s'y
livrent, ceux enfin qui ont l'efprit fouvent
agité de quelque violente paffion , comme la colére , la terreur , &c.

(a) Frider. Hoffman. Med. fyftemat. Rational. Cap.
de Flatulent. tom. 4. part. 4.

14. Cette paſſion flatueuſe (10) attaque auſſi très-ſouvent ceux qui ſont pléthoriques & ſanguins, ſur-tout s'ils ont
été menacés ou tourmentés d'hémorrhoïdes, ou ſi un flux hémorrhoïdal ſalutaire
s'arrête, ſoit de lui-même, ſoit par quelque manœuvre imprudente (a). Les femmes privées par quelque cauſe que ce ſoit
de l'écoulement périodique qui leur eſt
propre, ſont pareillement très expoſées
à cette indiſpoſition. Mais ſi les hémorrhoïdes & les regles coulent comme il
convient, les accidens de paſſion flatueuſe s'adouciſſent, & deviennent plus rares,
quelquefois même ils ſe diſſipent totalement. Cette maladie ſaiſit aſſez fréquemment les gourmands & les gros man-
geurs, ceux qui boivent à longs traits le
vin & les liqueurs ardentes, & ceux qui
ſont continuellement occupés à ſe ragou-
ter par des alimens piquans, âcres, ſalés,
poivrés ou épicés. Enfin il eſt arrivé quelquefois qu'un purgatif violent ou un
émétique donné mal-à-propos, un poiſon
corroſif malheureuſement avalé, des al-
ternatives fréquentes & ſubites de froid
& de chaud, une boiſſon glacée, un froid
exceſſif ſouffert aux mains, aux pieds ou
aux autres parties du corps, mais ſurtout l'imprudence de marcher nuds pieds
ſur le pavé froid, ont été la premiere

(a) Stahl, Diſputat. de Flatulent.

époque de la paffion flatueufe (10.)

15. Un concours fingulier des caufes de différente nature expofées ci-deffus (depuis 12 jufqu'à 15|), un certain tempérament mitoyen, des circonftances & des difpofitions particulieres, & difficiles à définir, déterminent pour l'ordinaire la derniere efpèce de paffion flatueufe (11). Ceux qui ont le tiffu du corps ni mollaffe ni ferré, mais plutôt modérément tendu, qui ne font ni vifs ni phlegmatiques, mais tempérés, paroiffent y être plus expofés. Les deux premiéres efpéces, pour peu qu'elles réfiftent, en prennent bientôt le caractère, & fe transforment même entiérement en elle. Il eft plus rare, mais il n'eft pas impoffible, que celle-ci fe change en l'une ou l'autre des deux, fur-tout s'il y a quelque manœuvre outrée, ou une continuité de caufes d'un même genre. Tout ceci pourra paroître d'abord un peu obfcur; c'eft cependant la pratique qui l'enfeigne; je tâcherai de l'éclaircir dans la fuite.

16. Ces trois efpéces de paffion flatueufe (9. 10. 11.) peuvent être produites indifféremment par plufieurs caufes, fur-tout par des fautes dans le régime, par des intempérances en tout genre, & par le long ufage des alimens communément appellés flatueux. Tels font ceux qui font ténaces, vifqueux, remplis d'une

grande quantité d'air, fujets à entrer en effervefcence, à fermenter, oû à fe corrompre, tous les fruits, les herbes potagéres, tout ce qui eft doux & mielleux, le laitage, tout ce qui eft gras & huileux, les fritures, les poiffons de mer falés, le pain encore tout chaud, les gâteaux, le moût, les chataignes, les fèves, les pois, les haricots, tous les légumes, & plufieurs autres. Nous avons rapporté en peu de mots & en hiftoriens toutes ces caufes, comme l'éxigeoit l'ordre que nous avons adopté. Nous en examinerons ailleurs la nature, les forces, & la maniere d'agir.

17. En péfant attentivement tout ce que nous avons dit jufqu'ici (depuis 3 jufqu'à 17), on voit d'abord, que les maladies dont nous avons donné la defcription, font tantôt primitives ou effentielles, c'eft-à-dire qu'elles dépendent de leur propre caufe, fans être la fuite d'aucun autre mal ; & tantôt fecondaires ou fymptomatiques, c'eft-à-dire qu'elles font l'effet d'une autre infirmité. Par exemple la colique venteufe (6. *b. c. d.*), qui furvient pour avoir mangé trop de fruits, eft du premier genre, parce qu'elle doit fa naiffance à cette caufe particuliere, & non à aucune maladie qui ait précédé ; mais celle qui tire fon origine de la paffion hyftérique, eft affurément du fecond.

Ainſi la paſſion flatueuſe que l'on contracte après pluſieurs irrégularités dans le
régime de vie, & indépendamment d'aucune autre incommodité précédente, eſt
primitive, & celle qui eſt la ſuite de la
ſuppreſſion des regles ou des hémorrhoïdes, eſt ſymptomatique. Il eſt clair auſſi,
par tout ce qui a été dit, que les maladies venteuſes ſont ſimples on compli-
quées, c'eſt-à-dire qu'elles ſont ſeules &
ſans cortége, ou accompagnées de différentes maladies.

TUMEUR VENTEUSE DES MEMBRA-
NES INTESTINALES.

18. Nous paroîtrions manquer à l'ordre
que nous nous ſommes preſcrit, ſi nous ne
rapportions ici l'obſervation d'une nouvelle
& ſinguliére tumeur venteuſe & inteſtina-
le, dont on n'avoit peut-être jamais vû d'é-
xemple. Les Mémoires de l'Académie
des Sciences de Peteſbourg nous la fourniſſent; elle eſt de M. Duvernoy (a).
On a donc trouvé à l'ouverture d'un cadavre une portion conſidérable des inteſtins relevée de pluſieurs tumeurs de la
membrane externe, enflées comme une
veſſie, & plus ou moins éminentes, dont
les unes étoient plus larges, les autres
plus étroites, & quelques-unes faites en
forme d'anneaux embraſſoient toute la

(a) Comment. Acad. Scient. Imper. Petropolit:
tom. v. pag. 213. & ſequent.

circonférence du canal, & lui donnoient
une plus grande épaiffeur. Elles avoient
toutes la couleur naturelle des inteftins.
Au refte ces tumeurs examinées au dehors
& fuperficiellement parurent remplies
d'une matiére blanchâtre ; & comprimées
par le doigt, elles réfifterent & firent le
même bruit que des véficules pleines
d'air. On les ouvrit, & l'intérieur préfen-
ta des cellules blanches, vuides de liqueur, deffechées, & affez femblables à
la ruche de miel. L'inteftin ayant été
renverfé, la face interne offrit à la vûe
des tumeurs de la même forme, de la
même grandeur, & en pareil nombre,
qui par leur fituation répondoient exactement à celles du dehors. Quelques-unes
étoient fi fort enflées, qu'elles bouchoient
entiérement la cavité du canal. Il eft évident que toutes ces tumeurs étoient de
vrais emphyfèmes; car il y a emphyfème,
par-tout ou l'air extravafé & répandu
dans le tiffu des parties, forme une élé-
vation. Nous parlerons ailleurs de cette
tumeur.

Defcription plus détaillée & plus exacte de la Tympanite.

19. Parmi ce grand nombre de maladies venteufes, il n'en eft point qui mérite d'être traitée plus particuliérement &
plus au long que cette efpéce rare & finguliére que nous avons déja dépeinte en

peu de mots, & que l'on nomme hydropifie féche ou venteufe, mais encore plus
communémentTympanite, des mots grecs
Tympanites, Tympanias. Cette matiére
eſt extrêmement difficile à approfondir
& à mettre dans un certain jour : cependant le plan de cet ouvrage ne me permet pas d'en éluder l'entreprife, fous le
poids de laquelle peu s'en faut que je ne
fuccombe. Je vais d'abord raffembler tous
les principaux traits qui forment le caractère de cette maladie. Tout le monde
la met avec raifon au rang des chroniques, quoique l'on ait vû des gens qui en
étoient atteints périr en affés peu de tems.
M. Baglivi (a) en la confidérant comme
très aigue, n'a eu fans doute égard qu'à
fa violence & à fon opiniâtreté, & non
à fon cours, qui eſt pour l'ordinaire affez
étendu. Certaines maladies préparent à la
tympanite, & la précédent affez fouvent.
Telles font toutes celles dont nous avons
fait le détail jufqu'ici (depuis 3 jufqu'à
19), & fur-tout la paſſion flatueufe, & la
colique de même nom, dont le retour
eſt fréquent ; l'affection hypochondriaque
& hyſtérique, l'aſthme convulfif, la conftipation, des fiévres longues, continues
ou intermittentes ; la jauniffe, un accou-
chement laborieux, des vuidanges qui
ont été fupprimées, ou qui n'ont pas

(a) Prax. Med. Lib; 1. de Hydrope ficco, pag. 82.

coulé fuffifamment, un amas de mauvais
fucs dans les premiéres voyes, que l'on a
négligé de vuider après les couches; la
violence que les mufcles abdominaux ont
foufferte dans cette occafion, & à laquelle on n'a point remédié en liant &
comprimant prudemment le bas-ventre;
l'extraction violente & téméraire de l'ar-
riére-faix; l'avortement, la petite vérole,
la rougeole, une grande quantité de vers,
l'engorgement des glandes méfentériques,
&c. Mais la conftipation, les tranchées,
& les douleurs dans la région ombilicale
& aux lombes, font conftamment les
avant-coureurs d'une tympanite prochaine. Ce qu'Hippocrate remarque fort
bien en ces termes (a) : *s'il y a des fouffrances violentes autour du nombril, avec
des douleurs dans les lombes, qu'aucun reméde ni aucun fecours ne puiffe appaifer,
elles dégénerent en hydropifie féche.*

20. La tympanite fe forme le plus
fouvent fourdement & infenfiblement,
de maniére que fes commencemens ne
peuvent prefque pas s'appercevoir, & que
les malades fe trouvent le bas-ventre plein
de vents, fans favoir ni quand ni comment cette efpèce de groffeffe venteufe
eft furvenue, pour me fervir de l'expreffion de Willis (b). Voici cependant de

_____

(a) Aphor. 11. fect. 4. 4. Coac. 34. cap. 11,
(b) De Tympanite, Cap 4. fect. 2. tom, 2,

quelle façon la tympanite a accoutumé de se montrer. Le malade souffre d'abord pendant quelque tems une tension considérable & des douleurs aigues dans les lombes, dans tout le bas-ventre, & surtout vers la région ombilicale; le ventre est extrêmement serré, & le devient toujours davantage. Les souffrances ensuite se rallentissent un peu, mais ne cessent point; assés souvent elles restent dans le même état; quelquefois elles augmentent en violence. L'abdomen se tuméfie par degrés, & s'enfle comme un ballon, il se durcit & se tend à proportion, & il acquiert enfin un si grand ressort, qu'il retentit sensiblement quand on le frappe. Cette espèce d'enflure du bas-ventre est plus légére que celle qui accompagne l'hydropisie ascite, quoiqu'elle soit tantôt plus grande, & tantôt plus petite. On ne sent pour l'ordinaire aucune fluctuation; quelquefois on en remarque une presque insensible ; on entend souvent rugir les vents dans les intestins ; la tumeur ne s'affaisse point, quand le malade est couché sur le dos; elle ne se porte pas non plus vers le côté sur lequel il est couché, mais elle demeure constamment & également tendue, dure, & élevée vers le haut & vers le nombril; elle ne conserve point l'impression du doigt, mais elle se reléve aussi-tôt que

la preſſion ceſſe. La peau qui la couvre eſt
toujours ſéche & aride. Le ventre eſt tellement ſerré, que j'ai vû des tympanitiques être juſqu'à dix ou douze jours ſans
aller à la ſelle. Les matiéres qu'ils rendent ſont deſſéchées, & ſemblables à la
fiente de chévre. Les rapports ſont aſſez
fréquens, mais les efforts pour chaſſer les
vents par cette voye le ſont encore plus.
Leur éruption, ſoit par le haut, ſoit par le
bas, eſt ordinairement difficile & comme
forcée. Elle paroît ſoulager pour quelques momens, mais elle ne fait point
baiſſer l'enflure du bas-ventre. Preſque
toujours on ſent un grand feu dans les
entrailles, & il s'excite une ſoif dévorante
qui ne ceſſe qu'avec le mal. La douleur
aigue des lombes & de la région ombilicale, qui précéde la tympanite & l'accompagne dans ſa naiſſance, la ſuit quelquefois dans ſes progrès, ou du moins
s'y fait ſentir de tems en tems; aſſés ſouvent elle diſparoît. Rarement les piés ſont
enflés, à moins qu'il n'y ait complication
d'aſcite, ou que le mal ne ſoit déſeſperé.
Le bas-ventre ſeul eſt relevé, tandis que
le reſte du corps eſt rappétiſſé, maigri &
exténué; cependant la couleur du viſage
paroît preſque naturelle. Le pouls eſt
petit, accéléré, & un peu dur, ſans être
foible. La fiévre ſurvient preſque toujours. L'urine eſt à peu près comme dans

la

la fanté. La digeftion eft très languiffan-
te, & le malade fent pendant longtems
après les repas un poids incommode fur
l'eftomac. Il furvient enfin une grande
difficulté de refpirer.

21. Le mal devient plus cruel à mefure qu'il avance, & les vents fe ramaffant toujours en plus grande quantité,
tendent & groffiffent fi prodigieufement
le volume du bas-ventre, qu'il paroît
prêt à crever. De-là l'augmentation de
tous les fymptômes, auxquels il s'en joint
d'autres encore plus redoutables. En voici
l'ordre fucceffif & le malheureux terme ;
des douleurs plus vives & plus continues,
des fuffocations, une foif inextinguîble,
une toux fèche, le marafine, une anxiété
affreufe, l'afcite, la ftrangurie, l'ifchurie,
la fuppreffion totale des excrémens, le
vomiffement, l'inflammation du bas-
ventre, la gangrêne, la fyncope, le fpha-
céle, la mort. Quoique cette maladie
foit prefque toujours incurable & mortelle, quelquefois cependant elle ne parvient pas à ce dégré de violence que nous
venons de dépeindre ; & la nature aidée
des fecours de l'art, vient à bout de la
diffiper, en excitant une explofion des
vents par le haut & par le bas.

22. Nous avons expofé jufqu'ici fi-
dellement & avec foin tous les phénomènes que la tympanite préfente, foit

un peu avant qu'elle paroiſſe (19), ſoit
dans ſa naiſſance (20), ſoit dans ſes progrès (20), ſoit enfin dans ſon déclin (21).
Si parmi ce grand nombre l'on fait un
choix de ceux qui ſont conſtans, perpé-
tuels & invariables, il ſera aiſé d'en former une définition de la tympanite, plus
exacte & plus parfaite que celle que j'ai
donnée plus haut (6. f.). En réuniſſant
donc tous les ſymptômes de ce caractère,
il paroît que l'on doit définir la tympanite,
une enflure venteuſe de tout le bas-ventre, qui réſiſte à la compreſſion, qui
n'eſt point avec un ſentiment de peſanteur, qui eſt conſtamment plus relevée
vers le haut & du côté du nombril, qui
reſonne quand on frappe deſſus, qui revient ſur le champ quand on ceſſe de
preſſer, ordinairement accompagnée de
rapports, de grouillemens, d'une conſtipation opiniâtre.

23. Mais pour mieux développer la
nature de la tympanite, il eſt important
de rapporter ici tout ce qui nous eſt connu par la ponction du bas-ventre pratiquée dans cette maladie, & par l'ouverture des cadavres. Il n'eſt perſonne à
qui l'on ait tant d'obligation pour cette
partie, qu'à l'illuſtre M. Littre, dont les
belles obſervations répandent ici trop de
jour, pour ne pas en faire uſage. Nous
les tranſcrirons telles qu'elles ſont dans

les Mémoires de l'Académie Royale des Sciences de Paris (a).

OBSERVATIONS DE M. LITTRE
SUR LA TYMPANITE.

Premiere Observation.

Le ventre de ces sortes d'hydropiques est aussi dur, aussi tendu, & aussi sonore, ou rend les mêmes sons, après la ponction que devant.

Seconde Observation.

Pour découvrir si dans l'hydropisie tympanite il y avoit de l'air renfermé dans la capacité du ventre, j'ai porté un troicar jusque dans cette capacité en plusieurs corps qui étoient morts de cette maladie. Ayant retiré le poinçon du troicar & laissé sa canule, j'ai presenté une bougie allumée à son embouchure pendant qu'on pressoit le ventre tout au tour, & la flamme n'en a été nullement agitée. Cette observation renverse entiérement l'opinion de ceux qui prétendent que la cause de l'hydropisie tympanite est de l'air contenu dans la capacité du ventre.

(a) Mémoires de l'Académie Royale des Sciences, année 1713. sur l'Hydropisie Tympanite, par M. Littre, pag. 235.]

Troisiéme Observation.

Lorsque les hydropifies étoient récentes, je n'ai trouvé que quelque humidité dans la capacité du ventre de ces hydropiques, & qu'environ trois chopines d'eau dans les invétérées, quantité peu confidérable par rapport à la vafte cavité du ventre & à la grofseur exceffive où il parvient dans ces maladies. On ne doit donc regarder cette eau que comme une chofe accidentelle à la maladie, & non comme une chofe effentielle.

Quatriéme Observation.

J'ai examiné avec foin le péritoine, l'épiploon, & le méfentere dans ces fortes d'hydropiques, & je n'ai point aperçû d'air dans aucune de ces parties: ce n'eft donc point encore là qu'il faut chercher la caufe de l'hydropifie tympanite.

Cinquiéme Observation.

J'ai toujours trouvé dans les cadavres des tympanites l'eftomac & les inteftins fort gros & fort tendus, & fur-tout les gros inteftins. J'ai fouvent vû le cæcum & le colon gros comme la cuiffe d'un homme : je n'ai jamais remarqué de grofseur extraordinaire dans les autres parties qui font contenues dans la même capacité. C'eft donc uniquement l'enflure de

l'eſtomac, & principalement des gros
inteſtins des tympanites, qui produit
l'enflure extraordinaire de leur ventre.

Sixième Obſervation.

Les membranes qui compoſent l'eſtomac & les inteſtins des tympanites, ſont
toujours fort minces : leur tiſſu cependant eſt encore aſſez reſſerré pour ne pas
laiſſer échaper à travers leurs pores l'air
qu'elles renferment, & aſſez ſerré pour
réſiſter aux efforts que ce même air fait
pour s'échaper en déchirant ces membranes. L'eſtomac & les inteſtins, quoique fort gros, ſont fort légers, auſſi con-
tiennent-ils beaucoup d'air : le reſte qu'on
y trouve eſt peu de choſe, & pour l'ordinaire glaireux. De cette obſervation
on peut conclure, que c'eſt de l'air, & de
l'air contenu dans la cavité de l'eſtomac
& dans celle des inteſtins, qui produit
l'hydropiſie tympanite.

24. Juſqu'ici nous avons écouté le ſa-
vant M. Littre, dont les obſervations
exactes mettent hors de doute, que du
moins dans la plus grande partie des
tympanites, l'air n'eſt logé que dans l'eſtomac & dans les boyaux. Pour éclaircir
encore plus cette matiére, il eſt bon
d'emprunter de divers auteurs, quelques
exemples ſemblables à ceux-ci.

Observations qui confirment celles de M. Littre.

Première Observation. Une fervante ayant été rendue enceinte par le fils de fon maître, accoucha; & fe voyant fruftrée du mariage que le féducteur lui avoit promis, fut dévorée de chagrin, & tomba dans une hydropifie tympanite, dont elle périt. Le cadavre ayant été ouvert, on trouva l'eftomac & tous les boyaux diftendus par des vents, & vuides d'excrémens, fans qu'il y eût de l'air ou aucune liqueur dans la cavité du péritoine, de maniére que cette maladie étoit une vraie & fimple hydropifie féche (*a*).

Seconde Obfervation. Une jeune fille avoit le bas-ventre tendu & gonflé comme un tambour. Les vents qui caufoient cette enflure y étoient tellement fixés, que je ne pus parvenir à les vuider par des purgatifs réitérés, dont je fis ufage l'été paffé. Ils ne fortirent pas même facilement, lorfqu'après la mort on fit avec la pointe du fcalpel de petites incifions aux inteftins, qui en étoient pleins de même que l'eftomac (*b*).

(*a*) Smetius mifcellaneor. lib. 10, pog. 254. & lib. 7. epift. 4.

(*b*) Guillel. Fabrit. Hildanus, centur. 6. Obfervatio. 74.

Troisiéme Observation. Le 3e jour du mois d'Octobre 1676, on ouvrit à Genève le cadavre d'une fille d'environ 30 ans, appellée Lagis, qui pendant plus de sept ans avoit eu les pâles couleurs.... six mois avant sa mort, elle fut tourmentée de cruelle tranchées, qui se portoient du bas-ventre jusqu'aux lombes, & qui furent le prélude d'une tympanite dont elle périt.

Le bas-ventre étant ouvert, l'on aperçut premiérement les boyaux tous gonflés de vents, qui s'échapérent avec impétuosité & sifflement, quand on fit la ponction des membranes intestinales. En second lieu on trouva la rate fort rappétissée..... Troisiémement l'on découvrit au centre du méfentere un amas considérable d'une matiére pierreuse, qui par sa consistence, par sa couleur, & par ses porosités, ressembloit parfaitement au tuf. Elle étoit divisée en plusieurs morceaux, dont les uns étoient gros comme une noix muscade, les autres comme des noisettes; quelques-uns enfin comme des fèves, des pois, des lentilles, &c. L'estomac étoit aussi fort rempli de vents, & les rides en étoient effacées (*n*).

Quatriéme Observation. On procéda en présence de plusieurs Médecins à l'ou-

(*n*) Théoph Bonnet. Anatom. pract. Lib. 3. Sect. 11. Observatio 22.

verture du cadavre d'un enfant mort de tympanite. L'on fut très étonné de trouver l'eſtomac prodigieuſement diſtendu, ſans qu'il y eût autre choſe dans ſa cavité que des vents, & un peu d'humeur viſqueuſe. Les inteſtins étoient ſi pleins d'air, qu'ils étoient devenus tranſparens : en les piquant dans pluſieurs endroits, ils s'affaiſſerent d'abord, ſans qu'il en ſortît une ſeule goutte de liqueur. Les autres viſceres étoient en bon état (a).

Cinquiéme Obſervation. L'exemple rapporté par Antoine Benivenius (b), & expliqué par Dodonæus, d'une tympanite qui conduiſit au tombeau Louis Nicolinus, fils du Chevalier Othon, a beaucoup d'analogie avec l'obſervation précédente.

Sixiéme & derniére Obſervation. Je pourrois aiſément groſſir le nombre des faits de cette nature, mais il paroît que ceux que j'ai avancés ſuffiſént. J'en terminerai le détail, en les étayant de la reſpectable & irréfragable autorité de Duret. Ce célébre reſtaurateur de la Médecine Hippocratique, inſtruit non par une ſeule, mais par pluſieurs obſervations, après avoir établi l'intemperie hec-

(a) Ephémerid. German. Acad. natur Curioſor. tomus ſecundus, Obſervatio 86. Simonis Scholtzii Puellus tympaniticus.
(b) Exempl. Medic. Obſervat. cap. 8.

tique pour principe de la tympanite, s'exprime ainsi : »De-là naît l'hydropifie fè-»che, dont la caufe matérielle n'eſt autre »chofe que le vent, qui eſt contenu dans »la capacité des inteſtins, & non dans celle »du bas-ventre. Il ajoute un peu après : »Ainſi en ayant ouvert pluſieurs (tympa-»nitiques), j'ai trouvé conſtamment l'ef-»tomac & les inteſtins diſtendus (a).

25. Le concours unanime de tant d'obſervations établit inconteſtablement, que dans preſque toutes les tympanites l'air n'eſt point renfermé dans la cavité du bas-ventre , mais dans l'eſtomac & dans les inteſtins. La nature auroit-elle fixé conſtamment l'air tympanitique dans le canal alimentaire pour l'exclure abfolument de l'enceinte du péritoine ? C'eſt le fentiment de pluſieurs , à la tête defquels eſt M. Littre. Mais d'autres obſervations dont nous allons rendre compte , nous obligent de penfer le contraire. Nous ferons parler les auteurs mêmes qui nous les fourniſſent.

Obſervations contraires aux précédentes (depuis 23 jufqu'à 25.)

26. Premiere obfervation. Ayant ouvert le cadavre (d'un tympanitique), nous

(a) Dureti annotat. in fuam enarrationem circa Holle de hydrope pag. 283.

ne vîmes point fortir d'eau ; mais un gros vent s'étant échapé, le bas-ventre s'affaiffa dans l'inftant (*a*).

Seconde Obfervation. Le bas-ventre d'une fille affectée de fiévre continue, s'éleva tout d'un coup ; la promptitude avec laquelle cette enflure furvint étoit furprenante ; la malade ne put tenir contre la vivacité des douleurs, & mourut. L'on fit après la mort la ponction au bas-ventre ; le vent fortit avec un bruit confidérable, & le ventre s'applatit (*b*).

Troifiéme Obfervation. Un homme qu'on regardoit comme hydropique, fouffrit la paracentèfe à côté du nombril, par le confeil des Médecins, qui prétendoient tirer par-là l'eau épanchée. Quoique jeune, je fus préfent à l'opération. Le Chirurgien n'eut pas plutôt retiré fon inftrument, que le bas-ventre s'affaiffa, & le malade périt. Le vent qui fe fit jour par l'ouverture, étoit d'une puanteur infupportable & cadavéreufe (*c*).

27. Nous n'avons aucune raifon pour fufpecter la foi des hommes illuftres qui nous ont tranfmis ces obfervations. Il eft donc jufte d'en conclure, que l'air qui fait

(*a*) Vallef, Commentar. in Lib. 4. de victus ratione in acutis pag. 284. Collado, Adverfar. Lib. 2. cap. 60. paragr. 22.

(*b*) Ballon. paradigm. 141.

(*c*) Helmont. Tractat. ignotus hydrops. num. 444.

la tympanite , n’eſt pas toujours contenu dans le canal alimentaire , mais qu’il eſt quelquefois ramaſſé dans la cavité même du bas-ventre. Cette vérité a été connue de Galien qui s’exprime ainſi (a). »Or le »vent ſe ramaſſe quelquefois en aſſez gran-»de quantité dans l’eſtomac & dans les in-»teſtins, & quelquefois auſſi dans l’eſpace »qui eſt entr’eux & le péritoine. Mais , pour dire naturellement ce que je penſe, j’avoue que les premieres obſervations (depuis 23 juſqu’à 25), qui ſont en plus grand nombre, & qui me paroiſſent faites avec plus d’exactitude , ſont plus d’im-preſſion ſur moi que les dernieres (26); & je crois en conſéquence, que les vents tympanitiques habitent rarement la ca-pacité du bas-ventre. Pour combattre avec ſuccès l’opiniâtreté de ceux qui pré-tendent que cela n’arrive jamais , nous employons plus bas le ſecours de la raiſon; mais il convient toujours d’en reclamer encore un plus puiſſant, c’eſt celui que fournit l’expérience. L’obſervation que je vais rapporter d’après Platerus, prou-vera clairement que l’air tympanitique peut avoir en même tems ſon ſiége dans le canal alimentaire & dans la cavité du bas-ventre.

(a) 14. Method. fol. 88: claſſ. 7. nona Juntarum edition.

Obſervation de Platerus (a). Un jeune homme de dix-ſept ans, que l'on regardoit comme hydropique, après avoir rendu la fiente par la bouche pendant quatorze jours, ayant la voye inférieure entiérement bouchée, mourut à l'hôpital en l'année 1569. L'on entendit après ſa mort quelques rugiſſemens dans le ventre, & l'on y aperçut quelque palpitation : l'on fut en doute ſi on l'enterreroit. Je fus appellé, je fis l'ouverture du bas-ventre, il en ſortit d'abord des vents. Les inteſtins étoient ſi prodigieuſement diſtendus en certains endroits, qu'ils égaloient la groſſeur de la cuiſſe, ſe déchiroient pour peu qu'on les preſſât, & répandoient les excrémens avec impétuoſité; ailleurs ils étoient ſi repliés, ſi entortillés, & ſi retrècis, que tout paſſage étoit fermé aux matiéres fécales & aux vents. Il y avoit une quantité étonnante de vers longs en vie, qui étoient remplis de pluſieurs autres plus petits, & qui avoient ſans doute occaſionné ce mouvement que l'on avoit obſervé dans le bas-ventre. Outre cela le foye étoit tout gâté & farci de pierres & de ſables, le volume de la rate étoit fort diminué, les poumons étoient léſés & adhérens aux côtes, comme il arrive aſſez ſouvent dans d'autres cas.

(a) Plater. Obſervat. pag. 656.

28. Tandis que j'étois occupé à composer cet ouvrage , & que malgré toutes ces observations il s'élevoit encore dans mon esprit quelques doutes sur la tympanite abdominale, un cas rare & singulier qui s'est présenté dans la pratique les a dissipés, & m'a engagé à établir hardiment & sans hésiter ce genre de maladie. Je pourrai en faire imprimer ailleurs l'histoire détaillée, telle que je l'ai communiquée à la société Royale des Sciences. Je vais la donner ici en racourci, & d'une maniére conforme à mon objet.

Observation très-rare d'une Tympanite abdominale.

Au mois de Juin de l'année 1743 je fus appellé à Mauguio , petite ville voifine de Montpellier , pour secourir une femme de 32 ans , épouse du nommé Arnaud. Elle avoit une tympanite monstrueuse , jointe à une ascite, & accompagnée d'un feu brûlant dans les entrailles , d'une soif dévorante, des douleurs les plus cruelles aux lombes & dans toute la circonférence du bas-ventre, des cris les plus perçans, d'insomnie, d'une respiration gênée , d'un vomissement très-fréquent , de rots, de grouillemens, d'un pouls foible, dur & fréquent, de l'exténuation de tout le corps, & d'une an-

xiété affreufe. L'enflure extraordinaire
du bas-ventre, conftament plus fenfible
en haut & vers le nombril, quelle que fût
l'attitude de la malade, fon défaut de
pefanteur, fa réfiftance, fon prompt ré-
tabliffement après la preffion, le fon
qu'elle rendoit quand on frappoit deffus,
étoient des caractères trop marqués pour
pouvoir méconnoître la tympanite.

La longueur de la maladie, l'œdeme
des pieds, quoique léger, une fluctuation
obfcure, qu'on n'appercevoit pas par le tact,
mais qu'on entendoit lorfque la malade
s'agitoit, enfin la diminution des urines,
me perfuadoient qu'il y avoit complication d'afcite. Il me parut qu'on ne pouvoit connoître pofitivement fi la tympanite étoit abdominale, inteftinale, ou
d'un autre genre que par l'ouverture du
cadavre. Le mal fut traité dans fon commencement par une main malhabile; &
lorfque je fus appellé, je jugeai qu'il étoit
parvenu à un dégré de violence qui ex-
cluoit toute guérifon, & qui laiffoit à
peine l'efpérance de quelque foulagement.
L'événement répondit à ma penfée; tous
les remédes les plus convenables dans ce
cas furent inutiles, & neuf à dix jours
après ma première vifite la malade périt
au milieu de fouffrances horribles. Ayant
été inftruit de fa mort, qui étoit arrivée à
minuit, je me rendis en diligence à Mau-

guio le 13 Juin, avec M. Cafamajor mon ami, Docteur en Médecine de la Faculté de Montpellier, & M. Serres, habile Chirurgien de cette Ville ; qui avoient vû la malade avec moi. Nous convinmes de faire d'abord la ponction, pour voir ce qui en réfulteroit. M. Serres ayant pénétré dans la cavité du bas-ventre avec le troicar, l'ayant retiré & laiffé la canule, il fortit d'abord un air extrêmement puant, avec tant d'impétuofité qu'il éteignit une lampe que j'avois à la main, & en fi grande quantité, que le bas-ventre fut affaiffé jufqu'à la moitié de fon volume. Envain nous le preffâmes de tout côté & affez fortement, il ne fuinta par l'ouverture que quelques gouttes d'une liqueur féreufe. Ayant coupé les mufcles abdominaux, & fait une légere incifion avec la pointe du fcalpel à la vraie lame du péritoine, il en fortit encore un peu d'air très fétide. La cavité du bas-ventre étant mife à découvert, n'offrit point à notre curiofité le volume anfractueux des inteftins, ni les autres vifcères, mais un grand lac d'une liqueur féreufe lymphatique, épaiffe, & d'un jaune tirant fur le verd, dans laquelle nagoient un grand nombre d'hydatides, remplies d'une liqueur limpide ou jaunâtre, & de différente groffeur, avec quelques pellicules qui étoient fans doute les dépouilles des hydatides ou

vertes. Ayant tiré toute cette liqueur, qui
montoit à plufieurs livres, les inteftins ne
fe montrerent point encore , mais ils
étoient repliés contre les premiéres ver-
tébres des lombes, ou l'épiploon formant
une efpèce de capfule, les embraffoit &
les couvroit entiérement. Etant ainfi refferrés , rappétiffés & cachés , il ne fut
permis de les voir, que lorfqu'on leur
eût procuré une iffue, par l'ouverture qui
fut faite à l'enveloppe finguliére, felon
toute fa longueur, avec la pointe du fcalpel. Une bande épaiffe , tendineufe, large
de quatre doigts , tenoit par fon extrémité fupérieure à l'épiploon dont elle
paroiffoit être un prolongement ; elle
fe portoit en avant derrière le péritoine,
& le mufcle droit gauche, dont elle
imitoit la figure , & s'étendoit prefque
jufqu'aux os pubis , où elle étoit col-
lée étroitement au péritoine. L'eftomac
étoit très-petit, & il y avoit derrière le
foye un grand fac attaché à fa face concave , à l'eftomac, & aux parties voifines,
plein de la même liqueur qui avoit inondé le bas-ventre, & d'un nombre prodigieux d'hydatides. Outre M. Caramajor,
Mrs Jaudot & Larofe Chirurgiens de
Mauguio, Mrs Malfe & Conrat habi ans
de Montpellier, & plufieurs autres perfonnes , affifterent à l'ouverture de ce cadavre. Elle prouve invinciblement , que

dans la tympanite l'air est quelquefois
contenu immédiatement dans l'enceinte
du péritoine ; ainsi elle renverse le sentiment de M. Littre, qui soutient que cette
maladie dépend uniquement de l'enflure
venteuse de l'estomac & des intestins.

Quatre espèces de Tympanite.

29. Il suit clairement de tout le détail
circonstancié que nous avons fait jusqu'ici (depuis 23 jusqu'à 29), que les
vents, qui sont le principe & le fonds de
la tympanite, ont presque toujours leur
siége dans l'estomac & dans les intestins,
que quelquefois ils sont épanchés dans la
cavité du bas-ventre, & qu'enfin plus rarement ils occupent l'un & l'autre lieu.
Ceci nous conduit naturellement à établir d'abord trois espèces de tympanite,
l'intestinale, l'abdominale, & la mixte,
qui tient de l'une & de l'autre. L'emphysème des membranes intestinales (a) ou
de l'épiploon, du mésentère, du foye,
du péritoine, des tégumens du bas-
ventre, & de toutes les autres parties qui
lui appartiennent, forme une quatriéme
espèce de tympanite. Rien n'empêche en
effet, que cette tumeur venteuse, connue
sous le nom d'emphysème, ne survienne

(a) Comment. Acad. Scient. Petropol. Tom. V. pag.
213.

à tous ces organes, comme on l'a obfervée aux membranes des inteftins, &
comme elle peut arriver prefque par tout
le corps, fur tout aux endroits pourvus
d'un tiffu cellulaire. La tympanite feroit-
elle prefque toujours inteftinale dans fon
commencement ? Garderoit - elle pour
l'ordinaire ce caractère, jufqu'à la mort du
malade? Parvenue enfin à un certain dégré
de violence, feroit - elle quelquefois la
caufe de la feconde, de la troifiéme, &
même de la quatriéme efpèce de tympanite. Bien des raifons tirées de ce que
nous avons dit ci-deffus (depuis 19 jufqu'à 29) concourent à me le perfuader.
La tympanite pourroit-elle tirer fon origine de l'épanchement d'un liquide dans
le bas-ventre, de fa chaleur, & de fa putréfaction propre à en développer l'air
contenu ? Dépendroit-elle quelquefois de
l'éruption & de la violente raréfaction
d'un air verfé par les tuyaux perfpiratoi-
res du bas-ventre, ou par les excrétoires
de l'eftomac & des inteftins? La raifon
femble nous dicter que l'une & l'autre de
ces chofes peuvent avoir lieu. La premiére
a été obfervée quelquefois ; l'expérience
qui doit ici nous guider, ne nous a pas
encore fourni beaucoup de preuves de la
feconde. Nous tâcherons d'éclaircir toutes ces queftions, autant qu'il nous fera
poffible, lorfqu'il s'agira des caufes de la
tympanite.

30. Il est aisé de conclure de ce que nous avons dit plus haut, qu'on a eu tort de regarder la tympanite comme une vraie hydropisie, & de penser que jamais dans cette maladie le vent ne se trouvoit sans mélange d'humeur. L'autopsie, comme nous l'avons remarqué (23. 24. 26.) démontre la fausseté de ce sentiment ; car jamais on n'a observé une collection d'eau un peu notable dans le bas-ventre de ceux qui sont morts d'une tympanite récente ; on y a aperçû seulement une légére humidité, comme le fameux M. Littre l'assure. Si on ouvre le bas-ventre d'une personne qui aura péri d'une tympanite longue & confirmée, quelquefois on y remarquera à peine un peu d'eau, souvent on y en trouvera une certaine quantité qui va jusqu'à trois pintes, & même au-delà. C'est apparemment ce qui a donné lieu à Willis d'assurer que l'inspection anatomique ne découvroit presque pas autre chose dans les cadavres des tympanitiques que dans ceux des ascitiques. Presque tous les Médecins sont donc fondés de regarder, avec M. Littre, cet épanchement d'eau comme accidentel, & non comme essentiel à la tympanite. Cette idée n'est pas moins juste & moins sûre, quoiqu'il arrive quelquefois que la tympanite, perdant, pour ainsi dire, son caractère primitif, dégénère en ascite

mortel, de manière qu'après la mort on trouve le bas-ventre moins enflé d'air qu'innondé d'eau, ce qui est pourtant arrivé plus rarement que Willis ne le pense.

31. L'histoire que nous avons donnée de la tympanite, surtout ce que nous avons dit des maux qui la précédent (19) & de ses commencemens, nous apprend qu'elle est tantôt idiopathique ou primitive, c'est-à-dire qu'elle naît de sa propre cause, & non d'aucune autre maladie; & tantôt symptomatique ou secondaire, c'est a-dire qu'elle est l'effet ou le symptôme d'une autre affection. Dans le premier cas, il n'y a point de fièvre pour l'ordinaire; dans le second, il y en a presque toujours. Elle souffre plusieurs autres divisions: ainsi elle est récente, ou invétérée; elle est simple & sans mélange d'autres maux; ou compliquée d'ascite, de passion iliaque, d'asthme, ou de quelqu'autre infirmité; elle est quelquefois perpétuellement accompagnée de douleurs & de tranchées, d'autres fois elle en est privée du moins en certains tems; tantôt elle est plus violente, quelquefois elle l'est moins; elle est enfin sujette à des variétés infinies, à raison de ses causes & de ses symptômes.

32. Hercules Saxonia (a) remarque,

(a) Pralect. Pract. part. 2. cap. 14.

qu'il eſt une eſpèce de fauſſe tympanite, dans laquelle les inteſtins ſont entiérement diſtendus par des vents, & ne contiennent autre choſe qu'une quantité prodigieuſe de vers, qui conſument toute la nourriture que le malade prend. Il en rapporte un exemple obſervé dans un jeune homme de condition de Padoue, âgé de dix ans, qui mourut en très-peu de tems, ayant le bas-ventre enflé comme un tympanitique. Le cadavre ayant été ouvert, on trouva les inteſtins tous pleins de vents, & ſans aucun excrément, & l'eſtomac habité par trente-trois vers, dont pluſieurs avoient un pied & demi. L'hiſtoire que j'ai rapportée plus haut (27) d'après Platérus, eſt aſſez ſemblable à cette obſervation, & cette maladie n'eſt pas à beaucoup près auſſi rare en pratique que la vraie tympanite. On peut auſſi mettre au rang des fauſſes tympanites cette eſpèce d'enflure conſidérable du bas-ventre, avec dureté & tenſion, qui ſans aucune complication d'aſcite, accompagne ſouvent l'atrophie des petits enfans, & dans laquelle il n'eſt pas douteux qu'outre les obſtructions des viſcères, l'eſtomac & les inteſtins ne ſoient en partie remplis de vents.

CHAPITRE II.

DES CAUSES DES AFFECTIONS VENTEUSES:

33. LEs caufes des vents paroiffent être cachées parmi les myftères de la nature, & il eft peu de matière en Médecine fur laquelle il y ait une plus grande variété de fentimens. Les uns attribuent l'origine des vents à la foibleffe de la chaleur naturelle, d'autres à l'excès de cette même chaleur. Quelques-uns leur donnent pour principe l'effervefcence des humeurs, qu'ils fuppofent hétérogènes. Ceux-ci prétendent que le relâchement & l'atonie de l'eftomac & des inteftins en font l'unique caufe. Ceux-là au contraire affurent que la tenfion & la crifpation feules du canal alimentaire ont toute la part à la formation des vents. Il paroît que la vérité leur a échapé à tous, parce qu'ils font tous également extrêmes dans leurs idées. Sera-t'elle toujours enfevelie dans l'obfcurité? S'il ne nous eft pas donné de la découvrir parfaitement, dumoins en fuivant un jufte milieu, & évitant avec foin toute extrémité, pourrons-nous nous flatter d'en approcher de bien près. Examinons d'a-

bord fuccinctement toutes ces opinions,
& faifons-en connoître le vrai & le faux,
pour propofer enfuite notre fentiment.

ARTICLE PREMIER.

Dans lequel on réfute en peu de mots
les différentes opinions fur l'origine
des Vents.

*La foibleſſe de la chaleur naturelle n'eſt
pas la cauſe univerſelle des Vents.*

34. CEux qui, fondés fur l'autorité de
Galien (*a*), attribuent les vents à
la diminution de la chaleur, reconnoiſſent,
ce femble , l'infuffifance de cette cauſe.
Car ils lui en joignent ordinairement une
autre, c'eſt-à-dire la préfence d'une humeur groſſiére, vifqueufe & glaireufe,
qui ne pouvant être domptée par la chaleur trop foible, fe réfout en vapeurs &
en flatuofités. Quoique cette humeur ra-
maſſée dans les premiéres voyes puiſſe
concourir , comme nous l'expliquerons
plus bas, à la production des vents, cependant pluſieurs raifons nous empêchent
d'adopter ce fentiment, & d'admettre
ces deux cauſes comme conſtantes & per-

(*a*) De Symptom. cauf. fol. 27; Litt. E. F. G. claſſ.
3. & in aliis pluribus locis.

pétuelles. Car 1°. les vents n'étant autre
chose qu'une matiére aërienne & élastique,
qui fait un grand effort pour se débander & se raréfier (3), & la chaleur interne étant la principale cause de cette
raréfaction ; n'est-il pas absurde de regarder la foiblesse de cette même chaleur, comme l'unique source des vents.
2°. Comment conçoit-on qu'une humeur
grossiére & épaisse puisse aisément &
constament se subtiliser & se convertir
en vapeur ? Ce changement demanderoit
dans les parties de cette humeur une
division extrême à laquelle leur tenacité
s'oppose ; il doit donc arriver très-diffi-
cilement, & il paroît qu'il seroit plutôt
l'effet d'un excès que d'un défaut de chaleur. 3°. L'on observe une grande abondance de vents dans les hystériques, les
hypochondriaques, ceux qui ont des hernies intestinales , ou qui ont reçû quelque playe dans le bas-ventre. Quelle
raison a-t'on pour compter dans tous ces
cas sur un amas de pituite, & sur la foiblesse de la chaleur, qui seroit plutôt augmentée ; 4°. Enfin, si le sentiment que
nous combattons étoit vrai, les remédes
chauds & les puissans résolutifs feroient
des secours assurés contre les affections
venteuses ; cependant l'expérience nous
apprend , non-seulement qu'elles leur résistent

fiſtent pour l'ordinàire , mais qu'elles
s'aigriſſent par leur uſage.

*L'excès de chaleur n'eſt point l'unique
caufe des Vents.*

35. Ceux qui attribuent tous les vents
à une chaleur exceſſive , me paroiſſent
auſſi dans l'erreur. Il eſt vrai que cette
cauſe les produit aſſez ſouvent, mais aſſurément elle n'eſt pas la ſeule : ſi cela
étoit, les remédes froids & rafraîchiſſans
ſeroient conſtamment les plus propres à
détruire ou du moins à ſoulager les affections venteuſes , & le froid externe n'y
ſeroit point ſi nuiſible. On éprouve cependant le contraire ; les boiſſons froides ,
ſur-tout ſi elles ſont priſes trop abondamment, & immédiatement après les repas,
& le froid aux extrémités , excitent trèsfréquemment des vents ; & les rafraîchiſſans, quoique ſouvent efficaces dans les maladies venteuſes, ne procurent quelquefois
aucun ſoulagement , & nuiſent même , ſi
l'on n'y joint des remèdes modérément
chauds, & un peu piquans ; il n'eſt pas
rare que ces derniers employés ſeuls ayent
été très-utiles. Ajoutons à ces raiſons, que
les phlegmatiques & cachectiques, en qui
on ne ſoupçonnera pas un excès de chaleur, ſont quelquefois tourmentés par les

vents, comme nous l'avons remarqué plus haut (12).

Les Vents ne naissent pas toujours de la fermentation ou de l'effervescence.

36. Plusieurs Médecins illustres (*a*) faisant revivre la fiction de Sylvius, prétendent prouver par bien des raisons, que l'effervescence ou la fermentation de la bile avec le suc pancréatique, ou de ces deux liqueurs avec la pituite intestinale, est la source générale de tous les vents. Mais cette fermentation si vantée, qui dans le siécle passé faisoit presque tout en Médecine, ayant été attaquée dans celui-ci par les Athlétes les plus redoutables (*b*), & renversée par les coups redoublés qu'ils lui ont porté, est tombée dans le mépris, & à peine lui est-il permis aujourd'hui d'avoir quelque part a la conservation ou au dérangement de l'œnomie animale : disons mieux, elle a été réduite à ses justes bornes. Nous ne nous arréterons donc pas beaucoup à la réfu-

(*a*) Etmuller, Turquet de Mayerne, Zypæus, Schuylius, Regnerus de Graaf, sed præcipuè Carolus Delafont Univers. Avenionens. Profess. primar. in Dissertat. de Hydrope Tympanite.
(*b*) Pitcarn, Hecquet, Boerhaav, Bagliv, Frider, Hoffman, &c.

ter. Car premiérement la faine phyſiolo-
gie nous apprend , que la bile eſt une liqueur ſavoneuſe, qui n'eſt ni acide ni alcaline , & qui eſt compoſée d'une grande
quantité d'huile & de ſel, & de parties
ſpiritueuſes , le tout délayé dans l'eau ;
que le ſuc pancréatique eſt une lymphe
limpide formée de beaucoup d'eau & de
peu de ſel & d'huile , ſans être acide ni
alcaline ; qu'enfin ces deux liqueurs ne
ſont point ennemies , comme on l'a prétendu , qu'elles s'aſſocient enſemble ſans
bruit & ſans tumulte , & qu'elles concourent amicalement & paiſiblement à
la même fin , c'eſt-à-dire à la perfection
du chyle. Cette derniére vérité n'eſt point
du tout affoiblie par la fameuſe expérience de Schuylius , dont nous aurons
occaſion de parler plus bas. Comment
pourra-t'on aſſurer que dans toutes les
maladies venteuſes , la bile & le ſuc pancréatique ont des principes fermentatifs ,
dont ils ſont privés dans l'état naturel ?
Oſera-t'on les ſuppoſer dans les vents, qui
ſont la ſuite des hernies , des playes des
inteſtins , du froid extraordinaire , de la
ſuppreſſion du flux hémorrhoïdal ou des
regles?

Mais les Partiſans de la fermentation
m'objecteront peut être , que laplûpart des
alimens dont on ſe nourrit , fermentent
aiſément. Cette objection diſparoît en

préſentant l'hiſtoire de la fermentation(*a*);
par laquelle il eſt prouvé que ce mouvement eſt propre à quelques végétaux ſeulement; qu'il faut, pour qu'il s'excite, du
repos dans la maſſe qui doit fermenter,
un libre accès de l'air extérieur, & une
certaine chaleur qui ſoit entre le 60e &
le 80e dégré, tout au plus; qu'enfin un
eſprit ardent ou acide eſt toujours le fruit
d'une vraie fermentation, de maniére
que par la diſtillation il ſort le premier
du corps fermenté : or les alimens que
nous prenons ſont continuellement agités
par l'action de l'eſtomac & des inteſtins;
l'air extérieur n'entre point & ne ſort
point librement des premiéres voyes; on
trouve par le thermométre de Fahreinheit,
dans le corps humain une chaleur de 90
ou 92 dégrés plus propre à diſſiper les
principes fermentatifs qu'à les mettre doucement en jeu; enfin le chyle, cette liqueur douce & laiteuſe, ne fournit point
d'abord par la diſtillation un eſprit acide
ou ardent. Il n'y a donc point ordinairement de fermentation dans la ſanté;
où ſi elle commence quelquefois, elle
eſt ſi promptement interrompue, qu'elle
peut à peine être apperçûe. Faudra-t'il la
bannir entiérement du corps humain,

(*a*) Element. Chem. Herman. Boerhaave, Tom. 2;
operat. Chemic. part. prima in Vegetantia, pag. 104.
& ſequent.

dans l'état même de maladie? Il paroît
qu'elle ne peut jamais avoir lieu dans le
fyſtême vaſculeux. Il n'en eſt pas de
même des viſcères qui travaillent à la digeſtion; ils peuvent être quelquefois le
théâtre de la fermentation, qui y engendre alors une quantité de vents; mais
cela n'arrive que dans certains cas particuliers, & lorſqu'on s'eſt nourri d'alimens propres à fermenter, comme nous
l'expliquerons plus bas. Cette fermentation, que pluſieurs confondent mal-à-
propos avec l'effervescence, eſt donc
une cauſe particuliére des vents; mais
elle n'eſt pas l'unique, comme il a plû
aux Auteurs que nous combatons. L'on
ne peut penſer avec eux, qu'elle puiſſe
jamais s'exciter dans les liqueurs digeſti-
ves, plus propres à ſe putréfier & à s'alcaliſer. Les alimens tirés du règne végétal peuvent ſeuls en fournir la matiere.

*Le relâchement des ſolides n'eſt pas la
ſeule cauſe des Vents.*

37. Nous ne pouvons nous empêcher
de reconnoître ici, conformément à la
raiſon & à l'expérience, que l'atonie ou
la foibleſſe des fibres du canal alimentaire, vague & inégale, telle que l'admet
M. Stahl (a), produit aſſez ſouvent des
vents, & la premiére eſpèce de paſſion

(a) Diſputat. de Flatulent.

flatueuse (9). Mais l'exemple de tant
d'hypochondriaques & d'hystériques tourmentés des vents, & dont le genre nerveux est dans une tension habituelle, &
presque tous les solides, pour ainsi dire,
en convulsion ; les violens symptômes qui
accompagnent la colique venteuse, & la
seconde espéce de passion flatueuse ; la
quantité prodigieuse de vents douloureux
qu'excitent les poisons âcres, dont le propre est d'irriter & de froncer les fibres ;
nous persuadent qu'il est un grand nombre de maladies venteuses qui dépendent
d'une cause opposée. On n'en doutera
point, lorsque nous aurons fait voir plus
bas, que le raisonnement & l'observation
nous conduisent à établir le resserrement
spasmodique & inégal de l'estomac &
des boyaux, comme la source la plus féconde des vents. On ne peut imaginer
ici, que dans les affections venteuses le
canal alimentaire soit partout également
ment relâché ; car alors l'effort de l'air
sur les parois, & celui des parois sur l'air
étant partout le même , & toutes les
voyes se trouvant libres & ouvertes, il
n'arriveroit aucune collection violente,
ni aucune explosion forcée de vents. Enfin
l'heureux succès que l'on éprouve tous les
jours dans les maladies venteuses, de la
part des remédes adoucissans, anodins &
narcotiques, & le mauvais effet que pro-

duifent prefque toujours les médicamens
irritans, les forts ftomachiques & aftrin-
gens, font une preuve convaincante que
l'atonie des folides n'eft pas l'unique caufe
des vents; car fi cela étoit, il eft clair
que l'on devroit obferver précifément le
contraire.

Le Spafme n'eft pas l'unique fource des Vents.

38. Ce que nous avons avancé au
commencement de l'article précédent
(37), ne nous permet pas de regarder le
fpafme ou reíferrement convulfif de l'eftomac & des inteftins, comme la véritable caufe de toutes les affections venteufes. D'ailleurs, ou ce fpafme occupe
également tout le tuyau alimentaire, ou
il eft vague & inégalement répandu :
s'il eft général, l'air agiffant partout
avec la même force, & le canal lui op-
pofant partout une réfiftance auffi grande,
il fera mal aifé qu'il fe forme des vents,
& jamais l'eftomac & les inteftins ne
pourront être prodigieufement diftendus,
comme on l'obferve quelquefois. Si le
fpafme eft confideré comme particulier
& inégal, la vérité, à laquelle tout doit
céder, nous force à le reconnoître pour
la caufe la plus fréquente & la plus générale des vents; mais elle nous défend
par bien des folides raifons, de le regar-

der comme l'unique, & de donner l'exclufion à toutes les autres. Car 1o. Il eft une efpéce de paffion flatueufe, c'eft la première (9), dans laquelle on ne remarque rien de douloureux & de fpafmodique, qui dépend fenfiblement de l'atonie des inteftins, comme nous le prouverons plus bas, & à laquelle font très fujets les phlegmatiques, les cachectiques, ceux qui ont eu des attaques d'apopléxie(12), en qui le reffort des folides eft affurément très affoibli, & qui tombent plutôt dans la paralyfie que dans les maladies convulfives. 2°. Quand on lie la huitiéme paire de nerfs, & qu'on intercepte ainfi le cours du fluide nerveux, l'eftomac devient dans l'inftant comme paralytique, & fe gonfle beaucoup par les vents. Willis (a) a mal-à-propos attribué ce phénomene à l'irruption tumultueufe de ce même liquide. 3°. Quand les malades font à l'agonie, fouvent le bas-ventre fe remplit de vents & s'enfle prodigieufement (b), ce qui arrive même quelquefois après la mort, comme l'obferve Willis (c). Ofera-t'on mettre ce fait fur le compte du fpafme ? Et n'eft-il pas plus naturel de fuppofer du relâchement dans un corps qui tend à fa diffo-

(a) De Tympan. cap. 4. Section 2. Tom. 2.
(b) Frider. Hoffman. Med. fyft. ration. tom. 4. cap. de Flatulent.
(c) Willis. Ibid. ut fupra.

lution, ou qui est déja privé de la vie.
4°. Les longues fiévres intermittentes,
le dégoût, le dérangement des digestions, & plusieurs autres maladies qui
énervent la force de l'estomac & des intestins, attirent des vents, & préparent
souvent à la passion flatueuse. 5°. Il est
des alimens très-flatueux, qui par leur
consistence grasse, épaisse & visqueuse,
font très-propres à relâcher & à affoiblir
les premiéres voyes, plutôt qu'à les irriter & à les froncer. 6°. Si le spasme
étoit l'unique cause des vents, les antis-
pasmodiques, les anodins, & les calmans
en seroient sans contredit les seuls remédes assurés: cependant, quoiqu'il soit assez
convenu, qu'ils sont les secours les plus
généraux & les plus efficaces dans ces
maladies, il est des cas où ils seroient
nuisibles ; souvent même, pour procurer
du soulagement, ils ont besoin qu'on leur
associe des médicamens modérément
chauds, comme de légers stomachiques,
des balsamiques, & il n'est pas rare que
ces derniers employés seuls produisent
un très bon effet. Toutes ces raisons réunies prouvent, ce me semble, démons-
trativement, que le spasme n'est pas le
seul principe des maladies venteuses.

39. De tout ce que nous avons dit
jusqu'ici (depuis 33 jusqu'à 39), l'on
doit conclure 1°. Que plusieurs Méde-

cins se sont ici mépris dans leurs recherches, en ne s'attachant qu'à la cause matérielle, c'est-à-dire à ce qui est contenu
dans les premiéres voyes, & négligeant
l'objet principal, savoir l'état ou la disposition du canal membraneux qui donne
lieu aux vents. 2°. Que ceux qui ont eu
égard à la disposition de ce tuyau se sont
trompés en la déterminant avec un esprit
prévenu par quelques cas particuliers, &
sans avoir murement pesé les variétés
presque infinies que souffrent ces maladies. 3°. Qu'il n'est pas surprenant qu'il
ait paru tant de méthodes pour les traiter, dont la diversité jette la confusion
dans l'esprit des jeunes Praticiens, & devient encore plus nuisible à ceux qui sont
confiés à leurs soins.

ARTICLE II.

*Dans lequel l'Auteur propose son sentiment
sur l'origine des Vents.*

40. POur éviter les erreurs que nous
venons de combattre, & démêler
plus heureusement la vraie origine des
vents, nous porterons une égale attention à tous les phénoménes que présentent les affections venteuses; nous examinerons avec soin la nature & l'énergie des

caufes éloignées qui y donnent occafion ; nous ne négligerons pas d'approfondir les forces & l'action des remédes qui font utiles ou nuifibles dans leur traitement ; nous ne nous laifferons féduire par aucun préjugé, mais le feul amour de la vérité guidera toutes nos recherches. Pour répandre plus de clarté fur ce que nous devons dire, il nous paroît néceffaire de faire précéder quelques préliminaires fur l'air & fur le conduit alimentaire, qui font les deux fujets des maladies en queftion. Ce que je vais avancer fur l'air, eft puifé dans de bonnes fources, favoir dans les admirables Mémoires de l'Académie des Sciences, dans le favant Traité de l'Air que Boerhaave a inferé dans fes Elémens de Chymie, & enfin dans le bel ouvrage de M. Halles de la Société Royale de Londres, qui a pour titre La Statique des Végétaux.

CONSIDÉRATION PHYSICO-MÉDICINALE DE L'AIR.

41. L'air eft, felon tous les Phyficiens, ce fluide invifible, & qui ne fe rend guères fenfible que par la réfiftance qu'il oppofe à la vîteffe des corps mus, & par fon propre mouvement appellé vent. Il eft délié, fubtil, péfant, élaftique. Il fe raréfie par la chaleur, & fe condenfe par le froid. Il environne de

toutes parts la furface de la terre ; il en-
toure, embraſſe, & comprime tous les
corps ; il s'inſinue dans preſque tous leurs
conduits. Il eſt un véritable cahos, chargé
d'une infinité de parcelles de toutes fortes
de corps, qui y nagent pêle-mêle. L'a-
nimal ne fauroit en être privé, fans perdre en même tems la vie. Il entretient
aſſiduement celle de l'homme, & paroît
y fournir une forte d'aliment caché. Il
concourt comme élément à la compoſition des mixtes ; il demeure paiſiblement caché dans les petites loges ou cellules de leur tiſſu intime, mais il s'en
échape avec violence quand ils font
diſſous. C'eſt un menſtrue univerſel, un
mobile perpétuel, qui met tout en mouvement, qui diviſe & mêle tout. C'eſt
enfin un agent général & puiſſant, qui
donne la vie, l'accroiſſement, la vigueur
& l'action à tous les corps, & fans lequel la nature foible & languiſſante ne
pourroit preſque faire aucun ouvrage. Il
eſt donc de la plus grande importance
pour les Phyſiciens, & furtout pour les
Médecins, de développer avec toute la
fagacité poſſible la nature, & les princi-
pales propriétés de l'air ; & c'eſt avec
juſte raiſon que le favant Arbuthnot (h),

(a) Eſſai des effets de l'air fur le Corps humain par
M. Arbuthnot, traduit de l'Anglois par M. Boyer de
la Prébandie Docteur en Médecine de l'Univerſité d
Montpellier.

ſe plaint, que tandis qu'on ſe donne tant
de ſoins pour faire des recherches ſur des
médicamens étrangers, dont on ſe ſert
à peine en pratique, l'on néglige l'étude
de l'air, qui environne conſtamment le
corps humain, qui pénétre journellement
dans ſes entrailles, & qui joue un ſi
grand rolle dans le maintien de la vie
& de la ſanté.

42. L'air eſt peſant, c'eſt-à-dire que
toutes ſes parties tendent vers le centre
de la terre. Il eſt prouvé par les expériences des plus ſavans & des plus fi-
delles obſervateurs (a), que la peſanteur
de l'atmoſphère peut être meſurée juſqu'à ſa plus petite partie, & exprimée
de la maniére ordinaire. L'air preſſe
donc continuellement par ſon poids la
ſurface de la terre, & tous les corps qui
s'y rencontrent. Cette compreſſion, ſi
l'on en croît M. Boerhaave, doit être
eſtimée par la hauteur du Mercure dans
le Baromètre, & par l'étendüe de la ſuperficie du corps preſſé. La preſſion du
corps répond directement à la peſanteur
de l'air, & augmente ou diminue à meſure que celle-ci eſt plus ou moins conſidérable. Or comme il regne dans la
gravité de l'air une variété continuelle,

(a) Toricell. Guerich. Paſchal. Boyl. & præſertim
Mariotte.

qui ne va pas cependant au-delà de la-
dixiéme partie du total , & que l'air en
preſſant à chaque inſtant , avec différens
degrés de force , eſt repouſſé à proportion par les corps élaſtiques ; il y a dans
preſque tous les corps une oſcillation continuelle , proportionnée à l'augmentation
ou à la diminution réciproque du poids
de l'air , & qui jointe à la vibration des
particules du corps occaſionnée par la vi-
ciſſitude de la chaleur & du froid , produit une infinité de phénomènes ſurprenans.

43. L'élaſticité ſemble être particuliére à l'air. C'eſt cette propriété à raiſon
de laquelle l'air preſſé par un poids déterminé ſe rèſſerre dans un eſpace d'autant
plus petit , que le poids qui le preſſe eſt
plus conſidérable ; & ſe raréfie de lui-
même ou ſe répand dans un plus grand
eſpace , à meſure que cette preſſion diminue. Des expériences ſûres ont prouvé,
que la denſité de l'air répond toujours
au poids qui le preſſe. Cette compreſſion ne peut aller à l'infini ; le dernier
dégré poſſible n'en eſt pas cependant
connu. Seroit-il vrai que l'air ne peut être
condenſé que juſqu'à $\frac{1}{800}$ de l'eſpace qu'il
occupe ordinairement. Cela a été avancé
par M. Halles & par l'Académie *del Ci-*
mento, mais on n'a publié aucune expérience qui le prouve. Tout ce que l'on

fait de bien pofitif, c'eſt que l'air ſe
reſſerre aiſément dans un eſpace ſeize
fois plus petit ; qu'en ſe dilatant il s'é-
tend également & avec facilité, dans un
eſpace trente-deux fois plus grand ; qu'il
peut même ſe raréfier au-delà de $\frac{1}{336}$ de
la denſité qu'il a, quand il éleve le Mercure juſqu'à 28 pouces (*a*) ; qu'il ne
peut être réduit à un ſi petit eſpace, que
par la force d'un poids appliqué extérieurement ; & qu'il doit être délivré de
ce poids, pour pouvoir par ſa propre
nature, & ſans le concours d'aucune cauſe,
excepté la chaleur, ſe répandre dans la
même étendue qu'il occupoit avant la
compreſſion ; que cette compreſſibilité &
cette dilatabilité de l'air, ſi l'on peut
s'exprimer ainſi, ſont conſtamment les
mêmes, & répondent ſenſiblement &
très exactement à l'augmentation ou à la
diminution des poids qui le preſſent, &
que par conſéquent les eſpaces occupés
par une même portion d'air, ſont en
raiſon réciproque des poids qui le compriment. Enfin Boyle (*b*) a démontré une
choſe qui paroît d'abord un paradoxe,
c'eſt-à-dire que le reſſort attaché à une
petite portion d'air équivaut à la force de

(*a*) Leçons de Phyſique expérimentale de M. l'Abbé
Nollet, tom. 3. Leç. 10 & 11.
(*b*) Experim. Mechan. tom. 1. part. 21; a pag. 80
ad 24.

la colomne entiére de l'atmofphère, &
qu'ainfi elle eft propre à produire les
mêmes effets.

44. L'air n'eft pas feulement comprimé ou dilaté par l'augmentation ou la
diminution des poids, mais il eft encore
raréfié par la chaleur & condenfé par le
froid plus aifément qu'aucun autre corps.
On ne connoît point les bornes de cette
raréfaction & de cette condenfation, quoiqu'on fache que l'eau bouillante dilate
l'air jufqu'au tiers de fa maffe (*a*), &
que la plus grande diftance que Boyle a
trouvée entre l'air le plus denfe & le plus
raréfié, foit comme 1 à 520000. Ce qu'il
y a de bien avéré, c'eft que la denfité
de l'air étant la même, fa dilatation ou
fon effort pour fe dilater, répond conftamment au dégré de chaleur (*b*); que
l'air étant échauffé par le même feu, devient plus élaftique à mefure qu'il eft
plus preffé & plus denfe(*c*), & que fon reffort diminue à proportion que la denfité
de l'air eft moindre. L'élafticité de l'air
eft donc en raifon compofée de fa denfité
& de fa chaleur. Si l'air pouvoit donc
être réduit à un efpace huit cent fois plus

(*a*) Hiftor. Acad. Reg. Scient. Parif. 1690. pag.
101.
(*b*) Ibid. pag. 113. & 1702. pag. 115.
(*c*) Cette ingénieufe découverte eft due à M. Amon-
ton, Hift. de l'Acad. des Sciences 1702. p. 1. 5.

petit , la feule chaleur de l'eau bouillante lui donneroit une force prodigieufe. Il convient encore de remarquer ici , que les corps s'échauffent d'autant plus, que leur fuperficie eft preffée par un plus grand poids de l'atmofphère. Ainfi l'eau bouillante, qui ne devient pas plus chaude, quoiqu'on augmente le feu , tandis que le poids de l'atmofphère eft le même, s'échauffe davantage , dès que la pefanteur de l'air eft plus confidérable.

45. M. Halles a fait voir par un grand nombre d'expériences pénibles & curieufes, que l'on tire de l'air de tout corps connu, animal, végétal, ou minéral (a). L'on ne peut douter que cette matiére fubtile qu'il en exprime par fa manœuvre ingénieufe , ne foit du véritable air , puifqu'elle en a toutes les qualités ; car elle eft fluide , les poids la compriment, le froid la refferre, la chaleur & la diminution de la preffion la dilatent , elle conferve toute la force de fon reffort pendant une longue fuite d'années , & la gelée la plus forte ne lui fait point prendre une forme folide (b). L'air entre donc dans la compofition de tous les corps, où divifé en fes élémens, & lié aux autres parties, il eft comme enfeveli & fixé, ne donnant aucune marque de

(a) la Statique des Végétaux par M. Halles, ch. 6.
(b) Ibid. Exper. 88. & 89.

fon élafticité : mais auffitôt que fes molécules élémentaires fe réuniffent, il recouvre fon caractère naturel, & mani-
fefte fon reffort. Les corps les plus folides, font ceux qui renferment dans leur
fein une plus grande quantité d'air, fi
nous en croyons M. Halles (a), qui pré-
tend le prouver furtout par l'analyfe chymique & méchanique d'une pierre de la
veffie qui péfoit 230 grains, & dont le
volume étoit à peu près de trois quarts
de pouce cubique, dont il fortit dans la
diftillation 516 pouces cubiques d'air
élaftique, c'eft-à-dire 645 fois le volume de la pierre; de forte que par l'action du feu, il y eût plus de la moitié
de cette pierre qui fe convertit en air
élaftique (b).

M. Halles fondé fur cette expérience,
& fur plufieurs autres femblables, conclut avec l'illuftre Neuton, que les particules élémentaires de l'air ainfi féparées,
& étroitement unies avec les autres molécules, font une efpèce de lien qui les
retient & les enchaîne toutes, & de-
viennnent ainfi la caufe principale de la
folidité des corps(b).Ce qui peut êtren'eft
point éloigné de la vérité, quoiqu'il ne

(a) Statiq. des Végét. par M. Halles chap. 6: Expec.
46, 51, 57 & 60.
(b) Ibid. pag. 167.
(c) Ibid. pag. 254.

foit pas permis de rien aſſurer ſur cette matiére.

46. Il eſt reconnu & bien prouvé, que pluſieurs cauſes peuvent procurer une iſſue à l'air ainſi caché & fixé dans les derniers replis des corps ; car on le voit ſortir avec impétuoſité & ſous forme de bulles, des petites loges où il étoit captif, lorſque la preſſion de l'atmoſphère vient à diminuer notablement, lorſque le corps eſt diſſout, ou qu'il ſurvient un certain dégré de chaleur. La gelé, l'efferveſcence, la fermentation, la putréfaction, & le feu produiſent le même effet. 1°. Lorſque le corps eſt délivré, ou totalement ou en partie, du poids de l'atmoſphère, les molécules qui le compoſent, ſont moins preſſées les unes contre les autres, laiſſent de plus grands intervalles entr'elles, & favoriſent ainſi la réunion & le dévelopement des parties aëriennes. 2°. Un menſtrue approprié, en faiſant la diſſolution d'un corps, en écarte & ſépare les parties qui étoient auparavant liées enſemble, ouvre ainſi les cellules qui renfermoient l'air, & donne lieu par conſéquent à celui-ci de s'échaper. 3°. Il eſt ſûr que la chaleur raréfie & augmente le volume de tous les corps; cette dilatation ne peut ſe faire ſans que les petits eſpaces qui contenoient les parties élémentaires de l'air, ne s'aggran-

diſſent ; celles-ci agitées par le feu ſe
réuniſſent, ſe raréfient, briſent les liens
qui s'oppoſoient à leur liberté, & groſ-
fiſſent l'atmoſphère. 4°. La gelée reſſerre les parties de tous les corps, & ſurtout des liquides, retrécit extrêmement
les eſpaces qui ſont entr'elles, & en exprime les élémens aëriens, qui en ſe réuniſſant acquierent aſſez de reſſort pour ſe
dégager. 5°. D'où vient cette efferveſcence qui ſuit le mélange des acides &
des alcalis ? Pourquoi ce combat apparent dévelope-t'il de ces corps une ſi
grande quantité d'air ? Tout cela ſe fait
vraiſemblablement, parceque les ſels, à
cauſe de la grande attraction, ou ſi l'on
aime mieux, de l'affinité qui eſt entr'eux,
placés dans une certaine diſtance, ſe
portent avec beaucoup d'impétuoſité l'un
ſur l'autre, pour ſe réunir, & forcent
ainſi les corpuſcules aëriens à abandonner
les petits eſpaces qu'ils occupoient. Ces
ſels s'attirent donc, au lieu de ſe répouſ-
ſer ; & leur choc eſt plutôt un empreſſement amical, & le prélude de leur
union, qu'un vrai combat, pour me ſervir des expreſſions de Boerhaave (a).
6°. La maſſe qui fermente, ſe raréfie,
ſe gonfle, & s'éléve ; il arrive donc une

____

(a) Elément Chem. tom. 1. de artis Theoria, de
Aëre pag. 283. & 284. & tom. 2. Operat. chem. pars
tertia in foſſilia, proceſſ. 136.

dilatation des petites loges où étoient contenues les parties élémentaires de l'air; celles-ci mifes en mouvement & agitées de tout côté, fe réuniffent enfemble & avec les corpufcules les plus volatils, & fortent avec une efpèce d'explofion. 7°. Il n'eft pas douteux que la putréfaction ne tire des corps une beaucoup plus grande quantité d'air, que toutes les opérations naturelles dont nous venons de parler ; elle eft ordinairement accompagnée d'une chaleur extrême; elle détruit le tiffu le plus intime des parties; elle convertit tous les corps, quoiquefort différens, en une feule & même matiére; & volatili-fe tout, excepté un peu de terre, & la portion huileufe la plus tenace. Elle doit donc brifer toutes les cellules où l'air étoit retenu, & le répandre dans l'atmof-phère. 8°. Enfin la flamme eft l'inftru-ment le plus puiffant pour déveloper l'air fixé dans le tiffu des corps ; car il n'eft aucune cellule qu'elle ne pénétre, & ne détruife avec violence. Ainfi les particules aériennes, délivrées de leurs prifons, réunies enfemble, & raréfiées par l'action du feu, doivent toutes fortir en foule & avec impétuofité du corps en-flammé.

47. L'air peut non-feulement être dé-gagé par plufieurs caufes (46), de l'inté-rieur des corps où il étoit enfeveli (45);

mais étant ainsi dévelopé, libre, & répandu, il peut être de nouveau abforbé & fixé, & rentrer même dans le corps qu'il avoit abandonné. Les vapeurs épaiffes, acides & fulphureufes, produifent furtout cet effet furprenant (*a*); ce qui arrive vraifemblablement, parce que les parties de cette nature, très-propres à fe lier enfemble, s'attirent extrêmement dans le point de contact, & fe réuniffent avec affez de force pour arrêter & dépouiller de leur reffort les élémens aëriens, & non pour les exprimer. Il y a donc dans les différentes opérations de la nature, une efpèce d'alternative de dévelopement & de fixation de l'air.

48. L'air eft pouffé par fon poids & par fon reffort, dans prefque toutes les ouvertures des corps qu'il environne. Il doit donc, étant tout autour de nous, paffer non-feulement par la bouche & par le nez dans la tranchée artère & dans le poumon, mais encore pénétrer p r l'éfophage, dans le tems de la déglutition, jufques dans l'eftomac & dans les boyaux. Auffi trouve-t'on ces vifcères remplis d'air, foit dans les vivans, foit dans les cadavres.

49. Il eft démontré par plufieurs expériences, que les animaux & les végé-

____

(*a*) Statiq. des Veget. par M. Halles, chap. 6.

taux dont on se nourrit, contiennent une grande quantité d'air. Ces alimens broyés par la pression forte & alternative de l'estomac & des boyaux; dilatés par la chaleur; agités & pénétrés par l'air extérieur, ce menstrue universel qui met tout en mouvement; dissous par tant de sucs digestifs, doux & aqueux, qui coulent d'une infinité de sources, & surtout par la bile cette liqueur savoneuse; doivent nécessairement laisser échaper de leur tissu ainsi ouvert, la plus grande partie de l'air qu'ils renferment. Celui-ci s'associe dans l'instant avec celui qu'il trouve déja dans les premiéres voyes, & qui de son côté tend avec effort à cette union. L'air ainsi dévelopé n'est point pur & sans mélange; où pourroit-on en trouver de pareil; mais il est chargé de plusieurs vapeurs aqueuses & sulphureuses.

50. Il est certain que l'air passe avec le chyle dans le sang, & se distribue dans toutes les liqueurs que celui-ci fournit. Jouit-il de toute sa force physique, étant ainsi répandu & dissous? Peut-il aisément se dégager des liqueurs qui le tiennent enchaîné? Nullement, du moins pendant que l'on se porte bien. Mais s'il regne un grand feu dans tout le systême vasculaire, & dans la masse des humeurs; si la salive, le suc pancréatique, la bile, la liqueur gastrique & intestinale, sont extrê-

mement raréfiées, & poussées impétueusement dans les premiéres voyes ; si
celles-ci sont fort échauffées ; l'air caché
dans toutes ces liqueurs pourra s'en échaper en partie, & les vaisseaux excrétoires
pourront quelquefois verser une espèce de
vapeur aërienne. Mais cela ne doit arriver que bien rarement, puisque l'eau
chaude au 90e dégré, & délivrée de la
dixiéme partie du poids de l'atmosphère,
ne jette aucune bulle d'air sur sa surface (a), & que l'urine chaude au même
dégré, ne bouillonne point, quand
on a pompé l'air jusqu'à 26 pouces,
mais seulement quand on l'a pompe jusqu'à 27. (b).

51. Cet air fourni par les trois sources
décrites (48. 49. 50.), & surtout par les
deux premiéres, se distribue également
dans tout le canal alimentaire, où il agit
par sa fluidité, sa pesanteur, sa densité,
sa chaleur, son ressort ; en un mot par
toutes ses propriétés réunies. Il fait ainsi
un effort continuel sur les parois de ce
tuyau fléxible, & tend toujours à les dilater ; il leur donne de cette maniére une
sorte de tension habituelle, & les dispose
à la contraction; il prévient l'affaissement
du canal, tient la route des alimens li-

(a) Beerhaav. Elem. Chem. tom. 1. de Aëre, experim. 4. pag. 271 & 272.
(b) Id. Ibid. experim. 9. pag 276.

bre & ouverte, & en favorise enfin la coction, de même que le passage du chyle dans les vaisseaux lactées.

Il est clair, que cette action de l'air sur les parois du conduit alimentaire, répond à la quantité & à la pesanteur de l'air, mais surtout à cet effort par lequel il tend à occuper un plus grand espace. Cet effort, qui est la même chose que l'élasticité, est en raison composée de la densité de l'air & de la chaleur, comme nous l'avons remarqué plus haut (44), c'est-à-dire qu'il est plus considérable à mesure que l'air est plus dense, & qu'il est exposé à une plus forte chaleur.

COURTE DESCRIPTION DU CONDUIT ALIMENTAIRE.

52. L'estomac qui tient à l'extrémité de l'ésophage, & les intestins qui en sont la continuation, ne forment qu'un seul & même canal, d'une longueur prodigieuse, qui fait un nombre presque infini de détours & de courbures, en partie flotant librement dans le bas-ventre, en partie attaché au mésentère, tantôt plus large, tantôt plus retréci pourvû dans certains endroits, & dans d'autres privé de valvules. Ce conduit est composé de cinq membranes, qui ne sont pas partout de la même épaisseur. La première est la membraneuse proprement dite, que

D

le péritoine fournit. La feconde eft la
celluleufe de Ruyfch. La troifiéme qui
eft la charnue, a deux plans de fibres,
dont les unes font orbiculaires, & les
autres longitudinales. La quatriéme qui
eft appellée nerveufe, outre un millier
de vaiffeaux fanguins & de filets nerveux
dont elle eft ornée, a dans fa compofition un tiffu fpongieux, & un réfeau
de filamens ligamenteux. La veloutée
enfin, qui eft la derniére & la plus interne, paroît être un prolongement de
celle-ci. On l'a nommée indiftinctement,
à caufe de fa ftructure particuliére, glan-
duleufe, tubuleufe, & muqueufe. Elle
eft criblée d'une infinité de trous, qui
font les bouches des vaiffeaux excrétoires. Ce canal reçoit le fang artériel par
un grand nombre de rameaux, dont la
plûpart l'embraffent circulairement, &
qui partent tous de la céliaque, ou des
deux méfentériques. Des rameaux encore
plus nombreux conduifent le fang veineux dans la veine-porte, d'où il fe dif-
tribue dans le foye. Le nerf grand fym-
pathique ou intercoftal, le moyen fym-
pathique ou la huitiéme paire, & les
pléxus méfentériques, fourniffent à ce canal une quantié prodigieufe de filets
nerveux. Ce conduit ainfi formé de toutes
ces membranes pof.es par couches les
unes fur les autres, arrofé par tant de

vaisseaux, & fortifié par tant de fibres, est continuellement inondé de sucs qui ruissellent de toute sa face interne, ou qui viennent du foye & du pancréas, ou qui descendent par l'éfophage. Une mucosité douce & gluante dont il est enduit, en défend la délicatesse, & en émousse l'irritation. Les fibres charnues de ce canal exercent l'action musculaire qui leur est propre; & toutes les autres, de même que celles-ci, outre qu'elles font très élastiques, ont de plus une tension tonique, qui leur vient du genre nerveux, & qui est commune à toutes les parties sensibles du corps vivant. Ces trois forces réunies excitent dans ce tuyau une contraction successive, appellée mouvement péristaltique ou vermiculaire, qui va de haut en bas, rapproche les parois de l'axe, presse la matiére contenue, & la pousse pour l'ordinaire, vers le fondement. C'est ce mouvement qui avec ce concours abondant d'humeurs digestives revétuës de la nature propre à toutes nos liqueurs, est le principal instrument de la digestion.

Corollaires tirés de ce qui précéde.

53. On ne peut péser attentivement, tout ce qui a été exposé ci-dessus (depuis 41 jusqu'à 53), furtout ce que nous

venons de dire (51. 52), & fe rappeller en même tems, qu'il y a entre les corps élaftiques & l'air, une ofcillation perpétuelle qui répond à l'augmentation & à la diminution du poids de l'air, & aux viciffitudes du froid & du chaud (42), fans tirer auffi-tôt ces conféquences 1°. Que la force avec laquelle le canal alimentaire fe refferre (52), & l'effort de l'air fur fes parois (51), doivent être regardés comme des forces qui fe contrebalancent. 2°. Que la dilatation du tuyau eft en raifon directe de l'effort de l'air fur les parois, & en raifon inverfe de la force qui refferre le tuyau ; c'eft-à-dire que le tuyau eft plus dilaté, à mefure que l'effort de l'air eft plus confidérable, & la force contractile plus foible, & qu'il l'eft moins, lorfque l'effort de l'air diminue, & que la force contractile augmente.

CAUSE PROCHAINE ET GÉNÉRALE DES VENTS.

54. Ces préliminaires (depuis 41 jufqu'à 54) font d'une nature à répandre un grand jour fur notre fujet, que nous allons confidérer de plus près. L'on doit fe rappeller l'idée que nous avons donnée plus haut du vent en général (3). C'eft une vapeur aërienne, avons nous dit, c'eft un air ramaffé dans le canal alimen-

taire, qui le diftend violemment, & qui tantôt eft fixé dans un même endroit, tantôt eft vague, & tantôt fe diffipe par l'explofion. Il eft donc clair, pour peu d'attention que l'on faffe, que la caufe prochaine & immédiate de cette collection venteufe, & de la diftenfion violente qu'elle occafionne, n'eft autre que l'effort de l'air qui par fa fupériorité force la réfiftence du canal membraneux. Car puifque l'effort de l'air, & la réfiftence du canal, ou la puiffance qui le refferre, font des forces qui fe contrebalancent (53 1°.); fi ces deux forces étoient égales, l'action feroit la même de part & d'autre, & il n'arriveroit dans le tuyau ni amas, ni gonflement venteux; & fi la réfiftence du tuyau furpaffoit l'effort de l'air, bien loin qu'il fût dilaté, il feroit au contraire plus refferré dans tout fon trajet. Il faut donc pour que le vent fe ramaffe dans le canal, & que celui-ci foit diftendu & tiraillé, que la force avec laquelle l'air agit fur fes parois, l'emporte fur celle qui tend à les refferrer, & alors la dilatation du canal fera comme l'excès par lequel l'effort de l'air furpaffe la réfiftence des parois (53. 2°.)

CAUSES ANTÉCÉDENTES ET ELOIGNÉES DES VENTS.

55. L'effort de l'air l'emporte fur la

force du tuyau membraneux de trois manières 1°. Si celle-ci restant la même, l'effort de l'air est réellement augmenté. 2°. Si l'effort de l'air persistant dans le même état, la résistence est diminuée. 3°. Lorsque l'une & l'autre cause concourent ensemble. On ne sauroit s'imaginer que l'air puisse vaincre la résistence du tuyau d'aucune autre façon, quand on se rappelle que la dilatation du tuyau est en raison directe de l'effort de l'air, & en raison inverse de la force contractile des parois (53 2°.)

56. L'effort de l'air devient réellement plus considérable de deux façons, par l'augmentation de sa densité, & par celle de sa chaleur; car il est prouvé, comme nous l'avons remarqué plus haut (44.), que la force élastique de l'air, ou son effort pour se raréfier, est en raison composée de sa densité & de la chaleur appliquée. La densité de l'air augmente 1°. Si sa quantité est trop grande, en supposant que le canal reste le même; car alors, comme l'espace n'est pas assez large pour contenir librement ce volume d'air, il faut nécessairement que les particules aëriennes soient plus rapprochées, & par conséquent plus condensées. 2°. L'air devient plus dense, lorsque, sans que sa quantité soit grossie, il est plus étroitement resserré dans quelque endroit du canal alimentaire.

CAUSES QUI EN FOURNISSANT UNE PLUS GRANDE QUANTITÉ D'AIR, LE CONDENSENT, EN AUGMENTENT LE RESSORT, ET PRODUISENT AINSI DES VENTS.

57. Nous avons remarqué, que l'air qui remplit l'eſtomac & les inteſtins, peut venir de trois ſources (48. 49. 50.) Il convient d'examiner apréſent laquelle de ces trois eſt plus en état d'en groſſir le volume. Premiérement, l'air amoſphérique varie infiniment dans ſon poids & dans ſon reſſort, & il eſt ſouvent fort agité par les vents. La bouche, les narines, & le muſcle œſophagien lui-même, ſont quelquefois plus dilatés & plus ouverts. Ainſi il peut arriver abſolument, que dans certains cas l'air deſcende par l'éſophage dans l'eſtomac & dans les boyaux en plus grande abondance qu'à l'ordinaire. Il faut cependant avouer que vents ne naiſſent preſque jamais de cette cauſe.

Mais les différens alimens dont on ſe nourrit, renfermant plus ou moins d'air dans leur ſein, en laiſſent échaper une plus ou moins grande quantité. On ne doit point attendre ici cet effet, de la diminution de la preſſion de l'amoſphère (46. 1°.), qui ne peut être aſſez conſi-

dérable pour cela, que dans la machine
de Boyle, & après avoir bien pompé
l'air. On ne soupçonnera point la gelée
d'exprimer l'air de ces alimens (46. 4°),
jamais elle ne se trouva dans un lieu aussi
chaud que le corps humain. L'on ne vit
jamais de flamme dans celui-ci : quelque
échauffé qu'il soit par une fiévre ardente,
il est toujours assez humide, tandis qu'il
jouit de la vie, pour ne pas prendre feu ;
ce n'est donc point encore à eette cause
qu'il faut attribuer le dévelopement de
l'air des alimens. Il dépend plutôt de la
dissolution, de la chaleur, de l'effervefcence, de la fermentation, & de la putréfaction, qui sont les autres cinq causes
qui peuvent dégager l'air du tissu des
corps, comme nous l'avons exposé (46.
2°. 3°. 5°. 6°. 7°.) Voyons ce que
chacune d'elles peut dans ce genre.

*La simple dissolution des alimens, surtout
de ceux qui contiennent plus d'air.*

58. Les alimens, après avoir été pé-
tris dans la bouche, & imbibés d'air &
de salive, descendent dans l'estomac, où
ils sont continuellement agités, pressés,
& broyés par la forte contraction de ce
viscère. Des liqueurs subtiles, aqueuses,
légérement sulphureuses & salines, ver-
sées de toutes parts, en pénétrent inti-

mement le tiſſu, & en font la diſſolution, à laquelle l'action de l'air venu par
l'œſophage a auſſi beaucoup de part. Les
alimens ne peuvent être ainſi briſés &
diſſous, ſans que leurs petites cellules ne
ſoient ouvertes & même détruites, &
par conſéquent ſans que l'air qui y eſt
logé ne s'échape. De-là vient que pendant la digeſtion, l'homme qui ſe porte
le mieux, rend des vents par la bouche.
Mais puiſque tous nos alimens ſont remplis d'air, pourquoi n'y a-t'il pas conſta-
ment dans ce tems des vents douloureux & incommodes ? C'eſt ſans doute
parce que le reſſort de l'eſtomac &
des boyaux les maîtriſe & les met
bientôt dehors, ou les diſtribue également-
ment dans tout le canal, ſoit parceque
cet air eſt en partie abſorbé par les vapeurs qui s'élévent en abondance de la
maſſe des alimens, ſurtout par celles qui
ſont épaiſſes, & chargées de parties acides ou ſulphureuſes (a). Les affections
venteuſes naîtront cependant de la diſſolution des alimens, dans les cas ſuivans.
1°. Lorſque les organes de la digeſtion
agiront avec tant de force, qu'ils détrui-
ront exactement toutes les petites loges
dans leſquelles l'air étoit caché. Mais les
vents ainſi formés n'incommoderont pas

(a) Statiq. des Végét. par M. Halles, chap. 6. expér.
103. 120, 121. &c.

beaucoup, & leur explosion se fera très promptement. 2°. Lorsque les parois du canal seront trop foibles pour résister à l'effort de l'air dévelopé. 3°. Lorsque quelque obstacle l'empêchera de se répandre librement dans le tuyau. 4°. Enfin lorsque les alimens fournissent une quantité d'air très considérable, & très peu de matiére sulphureuse & acide capable de le concentrer. C'est cette dernière cause qui est le principal objet de cet article. Boyle remplit un grand vase de raisins, de prunes, de cerises, de pois, de groseille, & d'autres fruits & semences. Il le ferma exactement, après y avoir adapté un tuyau rempli d'air, & le mit dans la machine du vuide; après avoir pompé, il s'éleva une si grande quantité de vapeur aërienne, que le vaisseau se cassa, & la matiére monta jusqu'au haut du récipient. Le célébre M. Haïles a tiré par la distillation une quantiré prodigieuse d'air, de la plûpart des corps, comme il le rapporte dans son excellent ouvrage de la Statique des Végétaux, où il a dévelopé cette matiére avec tant de soin. Ainsi un pouce cubique de sang de cochon, distillé jusqu'aux scories séches, produisit 33 pouces cubiques d'air (a); un demi pouce cubique des cornes d'un

____

(a) Statiq. des Végét. par Halles, chap. 6: Exper. 45.

daim, produifit par la diftillation 117 pouces cubiques d'air, c'eft-à-dire 234 fois leur volume, ce qui faifoit environ une feptiéme partie de tout (*a*). De 388 grains de bled de Turquie qui n'étoit pas venu à une maturité parfaite, il en fortit 270 pouces d'air, ou 77 grains, c'eft-à-dire un quart du poids total du bled (*b*). Un pouce cubique ou 398 grains de pois, rendirent 270 pouces cubiques d'air, ou 113 grains, c'eft-à-dire un peu plus d'un tiers de la pefanteur des pois (*c*). Il fortit d'une once ou de 437 grains de graine de moutarde, 270 pouces cubiques d'air, ou 77 grains, ce qui eft un peu plus de la fixéme partie de l'once (*d*). D'un pouce cubique ou de 373 grains de fucre le plus groffier, il s'éleva 126 pouces ou 26 grains d'air, un peu plus d'une dixiéme partie du poids total (*e*). Quoique tous ces corps ou d'autres femblables, portés dans les premiéres voyes, ne puiffent y répandre l'air qui eft logé dans leur fein, auffi abondamment qu'au moyen de l'analyfe méchanique & chymique fi ingénieufement inventée par M. Halles; il n'eft pas douteux qu'il peut s'en déveloper une affez grande quantité pour

(*a*) Ibid. Exper. 51.
(*b*) Ibid. Exper. 56.
(*c*) Ibid. Exper. 57.
(*d*) Ibid. Exper. 58.
(*e*) Ibid. Exper. 65.

produire des affections venteuses, surtout si l'on se charge un peu trop de ces alimens, & s'il se trouve quelqu'une des causes que nous avons désignées (58. 1°. 2°. 3°.), & que nous expliquerons plus amplement.

La chaleur est une autre cause qui dégage l'air des alimens.

59. Il est certain que la chaleur raréfie les corps & en augmente le volume (46. 3°.), quelques durs qu'ils soient. Celle qui régne dans le corps humain, examinée par le thermomètre de M. Fahrenheit, est de 92 dégrés, & monte même quelquefois jusqu'à 94 (a). Les alimens, ceux surtout dont nous venons de parler (58), brisés, moulus, & dissous par tant d'organes, seront donc notablement dilatés & raréfiés par ce degré de chaleur. Les petites loges qui tenoient l'air en prison, seront donc plus aisément ouvertes & brisées, & l'air s'en échapera d'autant plus abondamment, que la chaleur du corps sera plus ardente. L'on ne peut cependant disconvenir ici, que la seule chaleur du corps humain ne paroît pas assez forte pour déveloper beaucoup d'air des alimens, puisque dans la ma-

______
(a) Boerhaav. Elem. Chem. tomus primus de art. Theor. de igne. pag. 223.

chine du vuide ce ne fut qu'après avoir pompé quelquefois, qu'il s'éleva un peu d'air, d'une eau très chaude, c'eſt-à-dire au 150e dégré (*a*). Mais comme pluſieurs autres cauſes concourent ici à ce dévelopement, il n'eſt pas douteux que la chaleur qui leur fera jointe, ſurtout ſi elle eſt fort augmentée, n'y ait auſſi beaucoup de part. Nous rechercherons plus bas, d'où peut venir cette augmentation de chaleur, lorſqne nous conſidérerons celle-ci comme une cauſe plus immédiate du plus grand reſſort de l'air.

L'effervescence.

60. On entend par effervescence, un mouvement inteſtin, prompt, impétueux, pour l'ordinaire accompagné de chaleur, & quelquefois de froid, occaſionné par le mélange de deux corps hétérogènes, qui n'étoient aucunement agités avant d'être ainſi confondus, & dont les molécules différemment figurées, après un choc dè quelques inſtans, & une eſpèce de combat apparent, s'aſſocient enfin, & demeurant paiſiblement liées enſemble, forment un 3e corps différent dès deux premiers. On a démontré par une foule d'expériences, que ce

____

(*a*) Id. Ibid. de Aëre, Experim. 4. pag. 271.

mouvement exprime des corps, une quantité extraordinaire d'air. En mêlant enfemble du vinaigre diftillé & des yeux d'écreviffes, il s'excite une ébullition incroyable, & l'air dévelopé occupe dans la machine du vuide, un efpace de 8 pouces cubiques (*a*). En verfant un gros de craye fur deux onces de vinaigre diftillé, il fe fait une fi grande effervefcence, que l'air qui s'éleve dans la machine pneumatique, remplit un efpace capable de recevoir 70 onces d'eau, & par conféquent de 172 pouces cubiques (*b*). Si l'on ajoute dans le vuide la liqueur de tartre par défaillance au vinaigre diftillé, il arrive une ébullition prodigieufe, d'où il naît en très-peu de tems une quantité furprenante d'air. Si l'on prend quatre gros d'huile de tartre, & un gros & demi d'huile de vitriol, qu'on en tire féparément dans la machine du vuide tout l'air qu'on pourra, qu'on les mêle enfuite, il fe fait dans l'inftant l'effervefcence la plus prompte & la plus violente, qui jette en haut avec une impétuofité étonnante, de petites parcelles. Le mélange acquiert par la raréfaction, un volume douze fois plus grand & au-delà, & la

(*a*) Boerhaav. Elem. Chem. Tomus primus de art. Theor. de aëre pag. 281. & 282. Statiq. des Végét. par M. Halles, append. pag. 353.
(*b*) Boerhaav. Ibid. pag. 282. Statiq. des Végét. Ibid. pag. 357.

quantité d'air qui s'eft élevé, eft affez confidérable pour abbaiffer le mercure du 29 au 12 $\frac{1}{2}$ (a). En verfant du vinaigre fur le corail, ou de l'efprit de nitre fur le fer, fur l'huile de carvi, & fur l'efprit de fel ammoniac, il s'excite de pareilles effervefcences. Celui qui fouhaîtera connoître une plus grande quantité de faits fur ce fujet, peut confulter les Elémens de Chymie de M. Boerhaave, la Statique des Végétaux de M. Halles, & les Additions de M. Mufchenbroech, aux Effais d'expériences naturelles faites dans l'Académie del Cimento. Après avoir vû toutes ces Obfervations, il ne paroîtra pas furprenant, qu'il furvienne des vents, quand on avalera des corps capables de bouillonner & d'entrer en effervefcence. Ainfi l'ufage étoit autrefois en Hollande, de mettre dans la falade du fel de corne de cerf, ce qui produifoit beaucoup de vents. De même, fi l'on prenoit une certaine quantité de fel alcali, lorfque l'eftomac eft rempli de fucs acides ; ou fi l'on fe nourriffoit d'alimens acides dans une certaine proportion, lorfque les fucs digeftifs ont acquis une nature alcaline, ou qu'il y a dans l'eftomac une matière abforbante, analogue aux yeux d'écreviffes : dans tous ces cas, l'ef-

(a) Boerhaav. Elem. chem. Tomus primus de art. Theor. de aëre pag. 282.

fervefcence qui naîtra néceffairement, excitera des vents, parceque les particules hétérogénes, fans entrer dans un combat d'inimitié, pour parler le langage de Boerhaave, fe meuvent rapidement, & fe choquent pour fe réunir, & par cette réunion précipitée & très-intime expriment avec force l'air contenu dans leur fein. S'il étoit donc poffible d'avoir dans les premieres voyes, un foyer acide, & un autre alcali, comme quelques Auteurs l'avoient autrefois imaginé fans raifon, on feroit perpétuellement tourmenté & gonflé de vents. Cette caufe fe préfente très-rarement en pratique, il faut en convenir, mais elle n'en eft pas moins réelle, & méritoit par conféquent ici une place.

La fermentation.

61. Le mot de fermentation a été jufqu'ici fort équivoque & fort ambigu: cependant les plus habiles Chymiftes ont diffipé cette confufion, & font aujourd'hui d'accord, d'appeller fermentation, ce mouvement inteftin propre à certains végétaux, par lequel ces corps font changés, de maniére que par la diftillation ils fournissent d'abord une liqueur fub-

(a) Id. ibid. Tom. 2. Operat. Chem. pars 1. in Vegetantia. Fermentatio; pag. 104.

tile, volatile, inflammable, d'un goût
aromatique chaud, qui se mêle avec
l'eau; en un mot, un esprit ardent, ou
bien une liqueur moins volatile, qui éteint
la flamme, & qui est piquante, c'est-à-
dire un esprit acide. Tel est le mouvement par lequel le suc récemment exprimé de la grappe de raisin, se change
en vin, & celui au moyen duquel le vin
devient vinaigre. La masse qui fermente,
se raréfie peu à peu, & s'éleve considérablement; chaque particule se meut en tout
sens, & avec une rapidité étonnante; il
monte continuellement vers là surface un
nombre prodigieux de bulles qui la rendent
écumeuse, qui crevent & répandent avec
explosion dans l'atmosphère, un esprit
aërien extrêmement subtil & élastique,
âcre & un peu acide, que Vanhelmont
appelloit *gas sylvestre*, qui par sa violence casse presque tous les vaisseaux, &
qui est si pernicieux qu'on lui a vû souvent produire en s'insinuant par les narines,
des engourdissemens, des suffocations, des
apopléxies, & des morts subites.

Il n'est donc point douteux, que toutes
les parties de la masse qui fermente, étant
aussi violemment agitées, souffrent une
division extrême, & qu'il s'en échape
un air abondant, impétueux, & chargé
de corpuscules de différente nature. Or il
n'est point rare que l'on se nourrisse de

de végétaux très-propres à fermenter, tels
que font tous les grains murs & fecs,
comme l'orge, l'avoine, le millet, le
ris, le feigle, & toutes les efpèces de
bled; les femences de lin, de concombre,
de courge, de melon, &c. les noix qui
ne font point trop huileufes, les amandes,
les noifettes, les châtaignes, les pifta-
ches; les fruits pulpeux, doux & aigres
parvenus à leur parfaite maturité, comme
les cerifes, les grofeilles, les mûres, les
bayes de fureau, les raifins, les pêches,
les pommes, les poires, les prunes, &c.
toutes les plantes fucculentes qui tendent à l'acide; tous les fucs récemment
exprimés des plantes, ou qui en décou-
lent par incifion, & qui confervent encore leur fluidité; tous ceux enfin qui fe
font épaiffis fous forme de concrétion fa-
voneufe, comme le miel, le fucre, la
manne, la pulpe de caffe, &c. Si l'on a
donc la témérité de fe charger l'eftomac
de la plûpart de ces alimens, furtout des
fruits extrêmement murs & prêts à fermenter, ou du fuc qu'on en aura tiré récemment par expreffion, comme du
moût, qui bouillonne fi aifément; ou bien,
fi l'on avale imprudemment des liqueurs
fermentées, avant leur entiére defpuma-
tion, comme de la bierre, dont la fermentation a été fufpendue en fermant
exactement le vaiffeau, & qui fe raréfie

ſi violemment, quand elle joüit du commerce de l'air, qu'elle briſe ſouvent les
tonneaux où elle eſt contenue; il eſt ſûr
que toutes ces matiéres ne peuvent être
reçues dans l'eſtomac & dans les boyaux,
& y faire un certain ſéjour, ſans ſe gonfler, bouillonner, & fermenter, & par
conſéquent ſans laiſſer échaper cet eſprit
acide & aërien, qui raréfié par la chaleur,
& devenu preſque indomptable, heur-
tera avec force contre les parois du tuyau,
& en vaincra aiſément la réſiſtance. Cette
cauſe eſt donc en état de produire la plûpart des affections venteuſes, comme les
rapports, les grouillemens, les tranchées,
la colique, le météoriſme, & même d'autres maladies ſouvent plus violentes, telles
que le vomiſſement, la diarrhée, le chole-
ramorbus, la diſſenterie. Il convient
cependant de remarquer ici, que ces
alimens pris avec modération, nuiſent
rarement à ceux qui jouiſſent d'une bonne
ſanté, en qui l'eſtomac & les boyaux ſe
contractent puiſſamment, & offrent partout un paſſage libre aux matiéres contenues; car alors ou il ne s'excitera aucune
fermentation, ou elle s'appaiſera bientôt
après avoir commencé. Mais ſi ces alimens tombent dans un eſtomac dont les
orifices ſoient reſſerrés par le ſpaſme, ou
s'ils trouvent les inteſtins retrécis par la
convulſion, ou ſi ce canal eſt réellement

affoibli dans fon reffort, & échauffé par une trop légere chaleur ; ou enfin fi malgré le bon état des premiéres voyes, l'on avale témérairement une prodigieufe quantité de ces matiéres fermentatives ; dans tous ces cas, la fermentation s'allumera fûrement, & fera portée affez loin pour produire les fymptômes les plus redoutables , & quelquefois même pour caufer la mort. On lit à ce fujet, dans les Tranfactions Philofophiques, l'exemple mémorable d'un jeune homme qui fe portoit à merveille, & qui but à fon foupé beaucoup de vin & de bierre dont la fermentation avoit été fupprimée dans fa force. Il fut faifi dans la nuit, d'une violente colique venteufe, qui ne céda à aucun reméde, & dont il mourut dans peu de tems. Le cadavre ayant été ouvert, on trouva les inteftins prodigieufement gonflés dans certains endroits & refferrés dans d'autres. Le colon étoit de la groffeur de la tête.

La putréfaction.

62. La putréfaction s'étend plus loin que la fermentation , & en eft même quelquefois le terme. Tous les végétaux, quels qu'ils foient, mais furtout les animaux, y font fujets. C'eft ce mouvement inteftin par lequel un corps mol & plein

d'une certaine quantité de fuc entaffé &
comprimé, s'échauffe infenfiblement &
par degrés, jufqu'à une chaleur fouvent
plus confidérable que celle de l'eau bouillante, & fe réfout enfin intimement en
une matiére fluide, égale, cendrée, d'une
puanteur énorme. Ce liquide affreux fournit par l'analyfe chymique, une liqueur
fétide & alcaline, un efprit alcali vo-
latil, une huile très fétide, & ne laiffe
que très-peu de terre pure & fans aucun
mélange de fel fixe (a). La putréfaction
change de cette maniére la nature de
tous les mixtes, en détruit toutes les
qualités, en alcalife les fels, en exalte les
fouphres, volatilife prefque tout ce qui
étoit fixe, & les réduit enfin tous, quelque différens qu'ils foient, en une feule
& même matiére. Peut-on trouver dans
la nature une opération plus propre après
la flamme, à rompre le tiffu des corps,
à ouvrir les petites loges de l'air, à le dégager ainfi, & à lui affocier un nombre
prodigieux d'autres particules volatiles.
Tous les alimens dont nous faifons ufage
étant des parties des végétaux ou des animaux, peuvent fouffrir cette putréfaction;
leur féjour dans l'eftomac & dans les
boyaux, leur preffion & leur molleffe,
l'action qu'ils éprouvent de la part de ces

(a) Boerhaav. Elem. Chem. Tom. 2. part. 1. in Ve-
getant. proceff. 88, pag. 282.

viſcères, & la chaleur de 90 dégrés au moins qui les échauffe, paroiſſent d'abord devoir exciter ce mouvement. Ainſi l'opinion de ceux qui regardent la digeſtion comme une eſpèce de putréfaction commençante & légere, n'eſt point dèpourvûe de vraiſemblance, dumoins eſt-il ſûr, & l'expérience ne le prouve que trop, qu'il n'eſt point rare que les alimens ſe putréfient dans les premiéres voyes. Mais ſi la digeſtion ſe fait par une eſpèce de putréfaction, il faut que celle-ci ſoit bien imparfaite, & n'aille pas fort loin, puiſque le chyle qui en eſt le produit, bien loin d'être âcre, infect, & chargé de ſels & d'eſprits alcalis volatils, a la douceur agréable du lait, & tend plutôt à l'acidité. Mais pourquoi ce premier mouvement qui tend à la putréfaction ne va-t'il pas ordinairement, juſqu'à l'exciter parfaitement, & y aſſujettir tous les alimens? C'eſt ſans doute, parce que toutes ces matiéres ne ſont point aſſez preſſées, qu'elles ſont trop détrempées; qu'elles ſont portées dans trop peu de tems d'une partie dans une autre, qu'ainſi leur ſéjour dans un même lieu, eſt trop court, & qu'elles ſont trop promptement changées en chyle, qui paſſant dans les veines lactées, ſe dérobe ainſi à la putréfaction dont il étoit menacé. Il n'en eſt pas de même de la portion la plus groſfiére, releguée fous le nom d'excrémens à l'extrémité du tuyau inteftinal ; elle y eft moins délayée, plus preffée, plus échauffée, & y féjourne davantage ; il faut donc néceffairement qu'elle fe putréfie, & que malgré la variété infinie des alimens, elle fe change en une feule & même matiére infecte, puante, & qui rend d'abord par l'analyfe chymique des efprits, des fels alcalis volatils, & des huiles très fétides.

63. Tout ce que nous venons de dire, nous donne des lumiéres pour fixer les cas dans lefquels la putréfaction peut avoir lieu, & nous apprend qu'elle doit arriver 1°. Lorfque la chaleur étant affez confidérable, l'on fe gorge d'alimens, de quelque efpèce qu'ils foient ; car ceux-ci naturellement fufceptibles de cette tournure, fe trouvant alors plus preffés, furchargent les organes, y féjournent plus longtems, & s'échauffent enfin peu à peu jufqu'à fe putréfier. 2°. Si l'on prend une trop grande quantité de ces alimens que l'on fait être difpofés à la putréfaction, comme toutes fortes de viandes, furtout ces oifeaux voraces qui fe nourriffent d'autres animaux, les poiffons, les œufs, & toutes les plantes âcres, aromatiques, & alcalefcentes, telles que font les oignons, les porreaux, les raves, la moutarde, l'ail, le creffon, &c.

3°. S'il s'excite dans les premiéres voyes, une chaleur excessive & ardente ; ce que l'on se persuadera sans peine, puisque la chaleur accompagne constamment la putréfaction, qu'elle en est le premier moteur, & qu'elle va quelquefois jusqu'à enflammer le corps qui commençoit à se putréfier. 4°. Si le jeu des organes de la digestion & le mouvement vital, deviennent extrêmement violens, il est clair que la putréfaction succédera aisément à l'excès de chaleur, & à l'agitation & division extraordinaires qu'ils produiront dans les molécules. 5°. Si l'action de ces organes est languissante, surtout si dans cet état on se nourrit des alimens dont nous avons parlé (63. 2.), qui n'étant repoussés que foiblement, & séjournant plus longtems, s'échauffent insensiblement, & suivent leur propre nature qui les conduit à la putréfaction, quoiqu'un peu plus tard que dans le dernier cas. 6°. Enfin la putréfaction surviendra plus facilement, lorsque les premiéres voyes seront moins humectées, & les matiéres moins délayées par les liqueurs digestives; car pour que la putréfaction ait lieu ; il ne faut qu'une certaine mollesse ; une trop grande détrempe l'interrompt bientôt.

Deux

Deux causes des vents, la matérielle &
l'efficiente.

64. Il est donc certain , par tout ce
que nous avons établi (depuis 58 jusqu'à
64) , que l'air enseveli dans le tissu intime de nos alimens , peut en être dé-
gagé de plusieurs maniéres. Cet air ainsi
dévelopé & comme révivifié , n'est jamais pur & sans aucun mélange ; la physique n'en admet point de pareil , comme
nous l'avons remarqué (41) ; mais il est
chargé d'un nombre infini de parcelles
subtiles & volatiles de toute espèce , suivant la diversité des corps d'où il s'é-
chape. Y auroit-il une loi par laquelle
un corps divisé dans ses plus petites molécules , pût se dépouiller totalement de
sa premiére nature , & se changer en un
véritable air élastique , qui ensuite asso-
cié & incorporé avec d'autres matiéres ,
fût en état de former de nouveaux corps ,
& de leur donner la consistence & la soi-
dité nécessaire ? Cette conjecture est absolument contraire à l'ordre constant établi dans la nature , qui ne paroît guère
compatible qu'avec l'immutabilité des
substances , de celles surtout que l'on regarde comme élémentaires , telles que
l'air. Mais il est une expérience qui dé-
pose fortement en sa faveur , c'est celle

E

par laquelle il eſt prouvé qu'un air très
élaſtique , & qui briſe les vaſes les plus
grands & les plus forts, ſort en abondance
par la diſtillation à feu ouvert, du tartre
vitriolé , que l'on ſçait cependant devoir
ſa naiſſance à ce mélange de l'acide vi-
triolique & de l'alcali fixe de tartre, d'où
l'effervescence a dévelopé une ſi grande
quantité d'air. Nous laiſſons cette queſ-
tion à éclaircir aux Phyſiciens. Mais il
eſt important d'obſerver ici attentivement,
que l'air dégagé de tant de maniéres du
ſein des alimens, eſt à peine en état d'exciter des vents, lorſqu'il ne trouve ni relâchement, ni *ſpaſme*, ni aucune autre
diſpoſition vicieuſe, dans les premiéres
voyes, & qu'il peut ſe répandre aiſément
dans tout le canal, ou qu'il eſt librement
& fortement repouſſé au dehors. C'eſt
pourquoi les vents dépendent ordinairement d'une double cauſe : l'une eſt matérielle, c'eſt l'air ; l'autre eſt, pour ainſi
dire, efficiente, c'eſt le vice du tuyau
membraneux, qui ſouvent conſiſte dans
le ſpaſme, & quelquefois dans le relâchement. Cette vérité eſt une conſéquence néceſſaire de tout ce que nous avons
expoſé (depuis 58 juſqu'à 64). Elle eſt
conforme à l'expérience, qui prouve qu'un
homme ſain prend pour l'ordinaire ſans

(a) Boerhaav. Elem. chem, Tomus primus de art.
Theor, de aëre, pag. 284.

danger prefque toutes fortes d'alimens.
Il faut cependant convenir, qu'il peut
quelquefois fe déveloper des alimens,
par la fermentation ou par la putréfaction, une fi prodigieufe quantité d'air,
qu'elle eft en état de forcer les parois du
tuyau, quelque égale & quelque vigoureufe que foit leur réfiftance, de les diftendre violemment, & de produire bien
des fâcheux fymptômes. La caufe matérielle portée jufqu'à un certain dégré de
violence, & extrêmement groffie dans
fon volume, peut donc feule exciter des
vents dans certaines occafions. Il eft
pourtant rare qu'il n'y ait pas complication d'une autre caufe ; car en même
tems que l'air dilate par fa maffe & fa
denfité certaines portions du tuyau inteftinal, les parites âcres & exaltées dont
il eft prefque toujours chargé, en irritent
& froncent d'autres: ce qui eft prouvé
par l'ouverture des cadavres des flatueux,
en qui l'on trouve les inteftins en partie
enflès & en partie rétrécis. L'on voit enfin
par tout ce que nous avons expliqué ci-
deffus (depuis 58 jufqu'à 60), pourquoi
il s'éleve des vents dans les premiéres
voyes plus fouvent qu'ailleurs: l'air extérieur qui paffe dans l'eftomac & dans
les boyaux, la variété des alimens, leur
féjour, & leurs changemens fpontanées
doivent néceffairement y donner lieu.

L'éruption de l'air des tuyaux excrétoires.

65. Nous avons fait mention plus haut
(50) d'une autre source qui peut fournir
de l'air au canal alimentaire, ce sont les
bouches d'une infinité de vaisseaux excrétoires ouverts dans sa cavité. Elles n'y
versent dans l'état naturel qu'une humeur
aqueuse, qui forme comme une espèce de
rosée : mais si l'air qui est contenu dans
cette liqueur, est dévelopé par quelque
cause particuliére, ou si celui qui est con-
fondu avec le sang, vient à se dégager,
& à se porter vers le couloir intestinal,
cet air ayant recouvré son ressort, & se
raréfiant par la chaleur, fera des efforts
violens pour se frayer une route, sortira
avec impétuosité des tuyaux excrétoires,
& grossira ainsi le volume de celui qui
remplissoit les premiéres voyes. Cette
cause, quoiqu'extrêmement rare, comme
nous l'avons prouvé ci-dessus (50), peut
absolument avoir lieu, s'il régne dans
tout le corps & surtout dans les premiéres voyes, une chaleur brûlante, capable d'écarter les particules des liqueurs,
qui étoient liées ensemble, & par conséquent de favoriser l'éruption de l'air
qu'elles tenoient enchaîné. Ce qui arrive
dans l'eolipyle prouve en quelque façon
la possibilité de ce fait ; l'eau qui y est

mêlée avec un air raréfié, s'y raréfie elle-même avec ce liquide par la chaleur appliquée autour de l'instrument, & s'y métamorphose en une vapeur venteuse qui sort avec une violence extrême. C'est à peu près de même, que cette liqueur qui arrose la face interne du tuyau alimentaire, peut être d'abord prodigieusement agitée dans le système vasculaire, ensuite enflée & poussée par l'air qui se dévelope & se raréfie, tomber de-là avec impétuosité dans les premiéres voyes, s'y répandre & s'y dilater davantage comme dans un lieu plus spacieux, devenir en quelque sorte aërienne, & heurter rudement contre les membranes du canal. L'excès de chaleur n'est point la seule cause qui puisse dissoudre la liaison intime qui est entre certaines molécules du sang, & donner lieu par-là au dévelopement, & à la réunion des parcelles élémentaires de l'air : un mouvement voisin de la putréfaction, un défaut de pression de la part des fluides, & quelques autres causes sont en état de produire le même effet. L'on conçoit aussi, que la coagulation ou la condensation subite & forte des liqueurs peut en exprimer les particules aëriennes. Celles-ci dans tous ces cas reprennent promptement leur ressort qui étoit assoupi, & pour ainsi dire éteint : la chaleur & la

preſſion qu'elles ſouffrent dans les vaiſſeaux, les rendent bientôt plus élaſtiques, & les mettent en état de ſe faire un
paſſage dans les vaiſſeaux excrétoires les
plus ouverts, ou dans le tiſſu cellulaire,
qui à raiſon de ſa molleſſe & de ſa
foibleſſe naturelles réſiſte ſi peu. M.
Halles a admis & éclairci cette cauſe
des vents (*a*) ; car après avoir injecté
de la bierre écumante & chaude au dégré
qui eſt propre au ſang, dans le tronc deſ-
cendant de l'aorte, il s'apperçut qu'il en
étoit paſſé une quantité conſidérable dans
l'eſtomac & dans les boyaux ; il trouva
dans une portion d'inteſtin qu'il avoit
auparavant bien liée & lavée, deux pouces de cette liqueur beaucoup plus trouble, & ſemblable à des ſcories noirâ-
tres & terreuſes ; il l'échauffa encore un
peu par le feu, & il vit s'en élever une
nouvelle écume : d'où il conclut que les
alimens venteux, & les digeſtions dérangées ou irréguliéres, ne ſont point les
ſeules cauſes des vents qui s'excitent dans
l'eſtomac & dans les boyaux, mais que
la conſtitution flatueuſe des liqueurs ver-
ſées dans les premiéres voyes peut auſſi

(*a*) Hémoſtatique ou la Statique des animaux, par
M. Etienne Halles, de la Société Royale des Sciences,
Ouvrage traduit de l'Anglois par M. de Sauvages,
Profeſſeur en Médecine à Montpellier. 19 Expériences
ſur la maniére d'injecter de l'air, n⁰. 4. pag. 120. &
121.

y donner lieu. C'est pourquoi, dit cet Auteur, l'air caché dans le sang, peut fort bien être porté dans les organes sécrétoires. Mais comme cette révivification de l'air noyé dans nos liqueurs, est une cause assez rare des affections venteuses dont il s'agit ici, & qu'elle produit plus souvent des emphysèmes, nous en traiterons beaucoup plus au long dans un autre Ouvrage, dont ces tumeurs venteuses seront le principal objet.

Causes qui en comprimant et condensant l'air, le rendent plus elastique, et excitent ainsi des Vents.

66. Nous avons parcouru jusqu'ici soigneusement tout ce qui peut grossir la masse de l'air dans les premiéres voyes. Recherchons à présent avec la même exactitude tout ce qui est en état de le resserrer dans un plus petit espace, sans en augmenter la quantité. Cette compression, comme nous l'avons remarqué (56. 2.), est la seconde cause capable de condenser l'air, & par conséquent d'en rendre l'effort élastique beaucoup plus considérable; car plus l'air est dense dans le même dégré de chaleur, plus il acquiert de ressort. Or il devient plus dense, à mesure qu'il est plus resserré. Il ne peut être plus resserré, que par l'augmentation

du poids qui le preſſe. La denſité de l'air
comprimé eſt donc toujours proportion-
nelle au poids qui le comprime. Mais comme il eſt bien avéré que l'air ſe réduit aiſément à un eſpace 16 fois plus petit que
celui qu'il occupoit, & que, ſelon quelques
Philoſophes, cette condenſation peut aller
beaucoup plus loin , & même juſqu'à un
eſpace 800 fois plus étroit (43); la chaleur
des entrailles reſtant la même, une preſſion
plus forte peut donner à l'air contenu
dans le canal alimentaire ; une force élaſtique prodigieuſe. Or l'air eſt plus reſſerré, s'il y a dans le canal un rétréciſſement ou un obſtacle quelconque qui s'oppoſe à ſon libre paſſage. La route de l'air
étant ainſi interceptée par quelque em-
barras, il faut néceſſairement que cet air
s'arrête au-deſſus & au-deſſous, qu'il ſe
ramaſſe, qu'il ſe condenſe, qu'il devienne
plus élaſtique , & par conſéquent qu'il
faſſe un plus grand effort pour ſe dilater.
Il eſt aiſé de rendre cette vérité ſenſible
à l'œil. Si on ouvre le bas-ventre à un
animal, & qu'on lie en deux endroits un
inteſtin , l'air arrêté & comprimé entre
les deux ligatures, groſſi par celui que la
chaleur du lieu dévelope de la maſſe alimentaire, ſe raréfie avec plus de force ,
diſtend violemment les parois de l'inteſtin lié, & forme avec la liqueur in-
teſtinale , & les autres matiéres contenues,

un tout écumeux. L'inteſtin ſe tend ainſi, s'échauffe, devient rouge, en un mot, il s'enflamme, & ſi on lui fait alors la plus légere piquure, il en ſort un air écumeux, avec impétuoſité & ſifflement ; mais ſi on lâche les ligatures, & qu'on rétabliſſe ainſi le libre paſſage de l'air, cet état inflammatoire & violent eſt bientôt diſſipé. Ce ſont là les phénomènes de la célébre expérience que Schuylius a tenté le premier dans la partie du duodenum qui reçoit la bile & le ſuc pancréatique, & que les partiſans du ſyſtême de Sylvius de Léboé ont regardé comme un argument irréfragable, en faveur de la prétendue efferveſcence des deux liqueurs. Pour ſe convaincre combien peu ils ſont fondés, il ne faut que ſavoir que l'expérience réuſſit également, & offre toujours les mêmes circonſtances, dans quelque partie du tuyau inteſtinal, que l'on faſſe les ligatures.

67. Il eſt une infinité d'obſtacles qui peuvent retrécir le diamètre du canal alimentaire, & gêner la libre diſtribution de l'air ; comme une compreſſion trop forte du bas-ventre, l'étranglement des inteſtins entre les anneaux des muſcles abdominaux, dans le nombril, ou entre les lévres d'une playe ; des tumeurs inflammatoires, ſkhirreuſes, écrouelleuſes, enkriſtées, même venteuſes (18), ou de

toute autre espèce, qui occupent les membranes intestinales, ou qui en sont assez voisines pour les comprimer ; la dureté & la callosité d'une portion du canal. Toute matiére trop épaisse & entassée dans le tuyau, est en état de le boucher, & de fermer le passage à l'air, par exemple, les excrémens accumulés & durcis, des pelotons de vers, l'amas d'une humeur grossiére visqueuse & glaireuse. Celle-ci par sa tenacité s'attache opiniâtrément aux valvules, engorge les intestins, & non-seulement gêne le passage de l'air, mais encore elle l'embarrasse & le condense par sa viscosité, de maniére que l'air plus élastique par cette pression, & raréfié par la chaleur, éleve par sa dilatation cette espèce de mucosité en bulles. Nous devons ajouter à toutes ces causes une nourriture trop abondante, ou des alimens cruds, lourds & pesans, qui en tombant dans l'estomac & dans les boyaux, retrécissent non-seulement le passage, mais compriment encore immédiatement l'air élastique, l'obligent ainsi à redoubler son effort, & donnent lieu par conséquent aux affections venteuses. C'est à peu près de cette maniére que la compression de l'atmosphère entre deux nuages, occasionne des vents sur le globe terrestre. Tout le détail que nous venons de faire, nous montre clairement, pour-

quoi les vents tourmentent si souvent tant
de sujets différens, comme les jeunes filles
à qui la finesse de la taille tient fort à
cœur, & qui pour se procurer cet avantage, se serrent étroitement la poitrine
& la région de l'estomac ; ceux qui ont
des hernies ; ceux qui ont le malheur d'ê-
tre affligés de la passion illiaque ; ceux
qui sont maigres & desséchés, comme la
plûpart des mélancholiques ; ceux dont
la vieillesse a durci & racorni les entrailles ; les phlegmatiques & pituiteux, comme le sont plusieurs enfans ; enfin les
gourmands & les goinfres.

*Le resserrement spasmodique est la cause
la plus fréquente de la condensation
de l'air, & par conséquent des vents.*

68. Parmi tous les obstacles qui peuvent empêcher le libre cours de l'air
dans le canal alimentaire, le spasme ou
le resserrement spasmodique est sans contredit le plus fréquent & le plus commun. Nous sommes donc très fondés de
le regarder comme la cause la plus générale des vents, en observant toutefois
qu'il n'occupe point la totalité, mais
seulement quelques portions du tuyau.
L'on entend ici par resserrement spasmodique, une contraction violente & portée au-delà des bornes ordinaires, qui

arrive dans les fibres membraneufes &
charnues du canal, & qui en bleffe ma-
nifeftement les fonctions. Si elle eft conftante & permanente, elle fe nomme fpafme; fi elle ceffe & revient alternative-
ment, elle s'appelle mouvement fpafmodique. Dans les deux cas, elle retrécit
toujours le diamètre du conduit alimentaire. Chaque partie de ce canal eft expofée à ce refferrement fpafmodique ;
mais il en eft qui y font plus particuliérement fujettes, comme l'extrémité
fupérieure de l'œfophage, les deux orifices de l'eftomac, la valvule du colon,
& le fphincter de l'anus, parce qu'ils font
pourvûs d'un grand nombre de fibres
charnues, & naturellement fort retrécis ;
le jejunum & l'ileum, & enfin les courbures du duodenum & du colon, foit à
caufe de leur plus petit diamètre, foit
parce que ces parties éprouvent par cette
raifon même, un plus grand effort de la
part de la matiére contenue. Le fpafme
ne doit paroître ici à perfonne une caufe
empruntée & imaginaire. Une foule de
raifons démontrent évidemment qu'il fe
trouve prefque toujours dans les maladies venteufes ; la cruauté des douleurs
& des autres fymptômes qui naiffent des
vents ; la force & la réfiftence opiniâtre
des barriéres qui tiennent fouvent ceux-
ci enfermés, & qui paroiffent devoir

être du genre convulſif, la prodigieuſe
quantité de vents que rendent les hypochondriaques, les mélancholiques, les
épileptiques même, les femmes hyſtériques, & tous ceux qui ont des maladies
vaporeuſes & ſpaſmodiques; le mauvais
effet que produiſent ordinairement la plûpart des remédes piquans; l'heureux ſuccès des remèdes doux & anodins, & ſurtout la primauté que l'opium s'eſt ſi juſtement acquiſe ſur tous les autres carminatifs. Il eſt clair que l'air étant inter-
cepté entre deux parties reſſerrées par le
ſpaſme, doit y être néceſſairement comprimé, y acquérir différens degrés de
denſité, s'y échauffer, devenir plus élaſtique, faire de puiſſans efforts pour ſe
dilater, & diſtendre violemment & douloureuſement les parois du tuyau alimentaire. C'eſt ainſi que s'excite pour l'ordinaire, la colique venteuſe, de même
que la plûpart des maladies de ce genre.
De-là il eſt aiſé de conclure que le ſpaſme
ſeul peut exciter des vents, ſans avoir
beſoin du concours d'aucune cauſe ou
d'aucune autre matiére que la quantité
ordinaire d'air qui eſt dans les premiéres
voyes.

69. Nous avons aſſuré avec fondement,
que ce reſſerrement ſpaſmodique ſi fé-
cond en vents, ne racourcit pas également le diamètre de tout le canal, mais

feulement de quelques-unes de fes portions. La faine raifon nous a d'abord
porté à le prétendre ainfi (38), mais l'obfervation nous y engage encore plus fortement. Suivant le témoignage de plufieurs Auteurs & furtout de Wepfer (a),
elle prouve inconteftablement que les
inteftins de ceux qui font morts de la
colique venteufe, de même que des animaux à qui on a donné des corrofifs ou
des purgatifs âcres, n'ont point été rétrécis dans toute leur longueur, mais en
différens endroits, de maniére que les
vents & les autres matiéres ne pouvoient
aller au-delà des deux contractions, entre
lefquelles ils étoient enfermés. Le fpafme
eft fixé tantôt dans une partie, & tantôt
dans plufieurs; fouvent il eft vague, &
paffe d'une partie à l'autre, en repouffant
l'air fucceffivement; ce que Vanhelmont (b)
a vû dans un jeune homme qui avoit une
hetnie ombilicale prodigieufe, & dont
les inteftins étant recouverts d'une membrane mince & tranfparente, pouvoient
être examinés aifément. Toutes les fois
que ce miférable enfant étoit tourmenté
de nouvelles tranchées, il préfentoit à la
curiofité de Vanhelmont le fpectacle de
la paffion iliaque, de maniére que l'on

(a) Hiftor cicut. aquat. pag. 91.
(b) In capitulo de Flatibus. n°. 38. pag. 339 340,
& de Lithiaf. cap. 9. n°. 132. pag. 734.

appercevoit la contorſion & la convulſion ſucceſſive de l'inteſtin , comme s'il
eût voulu bouillonner & ſe promener ſur
lui-même , pour me ſervir des termes de
l'Auteur. Lorſque ce malade ne ſouffroit
point , il y remarqua un autre mouvement ſucceſſif , par lequel les inteſtins
expriment de haut en bas & juſqu'à l'anus
la matiére fécale avec le vent ; mais ce
mouvement, comme il le dit lui-même,
devenoit auſſitôt rétrograde , & regagnoit
ainſi l'endroit d'où il étoit parti. L'anatomie comparative vient ici au ſecours ,
& nous fournit une preuve convaincante
de ce ſpaſme vague & partial , de même
que de l'expreſſion & de la collection de
vents qui en ſont les ſuites , en mettant
l'un & l'autre ſous les yeux. Aléxandre
Stuart (a) rapporte qu'il ouvrit le bas-
ventre d'un lapin , ſans toucher à la poitrine, qu'il y vit pluſieurs différentes portions d'inteſtins pâles & en contraction ,
tandis que d'autres parties placées entre
celles-là étoient enflées par l'air & par
les alimens. L'air enfermé entre deux
endroits contractés , étoit longtems dans
la partie mitoyenne qu'il diſtendoit, comme vacillant dans une balance ; il ſe portoit par un mouvement léger , & comme
par ondées, tantôt en haut, tantôt en bas;

____

(a) Diſſert. de Mot. Muſcul. Mechan. art. de Mot.
inteſtin.

& parvenant enfin à vaincre la contraction inférieure, ou en partie, si elle étoit
fort étendue, ou totalement, si elle l'é-
toit moins, il s'insinuoit lentement dans
le lieu qui étoit auparavant contracté.
Alors la portion que l'air abandonnoit se
défenfloit, se contractoit & pâlissoit ;
celle au contraire dans laquelle l'air s'é-
toit introduit avec les alimens, étoit dans
l'inftant diftendue & enflée. Il eft donc
bien prouvé par toutes ces obfervations
faites fur l'animal vivant, que le refler-
rement fpafmodique & violent des inteftins, occupe inégalement & souvent fucceffivement les différentes parties de ce
canal, & repouffe l'air d'un endroit dans
l'autre. Nous ajouterons plus bas bien des
chofes qui confirmeront tout ce que nous
venons de dire du fpafme flatueux. At-
tachons-nous à préfent à en rechercher
foigneufement toutes les caufes.

Les caufes du refferrement fpafmodique & venteux.

70. Cette force contractile & tonique,
dont l'eftomac & les boyaux jouiffent dans
l'état naturel, de même que les autres
parties fenfibles du corps, & qui les met
en état de remplir aifément leurs fonctions, eft fans contredit un effet de l'action
du cerveau & du genre nerveux, & dé-

pend par conféquent d'une heureufe fécrétion & diftribution du liquide fpiritueux.
La contraction fpafmodique & exceffive
fuppofe donc une plus grande violence
dans cette action : ainfi tout ce qui peut
précipiter le fluide fpiritueux dans les nerfs
en trop grande abondance, ou avec trop
d'impétuofité, eft capable d'exciter des
fpafmes ou des mouvemens fpafmodiques
dans les premiéres voyes. Ce double effet
peut être produit par toutes les caufes
qui ébranlent fortement le cerveau ; par
celles qui gênent le cours du fang dans
ce vifcère, & en troublent l'égalité ; par
celles enfin qui irritent & fecouent violemment & irréguliérement tous les filets
nerveux, & furtout ceux qui font répandus dans les premiéres voyes, ou qui y
tiennent par quelque communication.

71. Toutes les fortes paffions de l'ame,
celles furtout qui paroiffent effrénées &
indomptables, comme la colère, la fureur, l'indignation, la frayeur fubite,
les chagrins & les follicitudes, la jalou-
fie, un amour éperdu, des idées amou-
reufes trop vives, des defirs violens, des
grandes contentions d'efprit, des études
& des veilles pouffées trop loin, agitent
prodigieufement le cerveau, ébranlent par
conféquent tout le fyftême nerveux qui
en part, & en augmentent l'ofcillation.
Toutes ces caufes ne peuvent occafion-

ner cette augmentation de mouvement
dans ces organes, fans rendre plus abondant & plus impétueux le cours du liquide qui les parcourt ; & c'eft par-là
qu'elles font fi propres à exciter dans les
premiéres voyes le refferrement fpafmodique d'où naiffent la plûpart des affections venteufes, furtout fi on eft alors
peu circonfpect fur le choix des alimens,
& fur le refte du régime de vie.

72. Le fang ne roulant point librement & également dans le cerveau, quelques artères s'engorgent, battent avec
plus de véhémence, preffent inégalement
la fubftance médullaire, & forcent ainfi
le liquide nerveux à couler plus abondamment dans certains nerfs. Ce qui arrive
lorfque le fang eft porté au cerveau en
trop grande quantité, ou avec trop de
mouvement & de fougue ; ou lorfque ce
fang eft fec, épais & groffier ; ou enfin
lorfque les vaiffeaux font foibles & relâchés, ou roides & froncés, ou comprimés par quelque caufe externe. Ainfi la
pléthore, toutes les caufes qui l'occafionnent, comme la fuppreffion des évacuations fanguines périodiques ; les obftacles qui s'oppofent à la libre circulation du fang dans les autres parties ; le
reflux de ce même fang vers le cerveau ;
les violentes & longues contentions d'efprit ; les exercices immodérés qui échauf-

fent extrêmement toute la maſſe de nos liqueurs ; tout ce qui en diſſipe les parties les plus fines & les plus mobiles ; les petites tumeurs anévriſmales & variqueuſes, ou de toute autre eſpèce ſurvenues dans le cerveau ; l'épilepſie qui en dépend ſi ſouvent ; ſont autant de cauſes éloignées, capables d'attirer des ſpaſmes dans les premiéres voyes, & par conſéquent d'y exciter des vents. Ce détail nous fait connoître que les mélancholiques, les atrabilaires, les hypochondriaques, ſont tourmentés de ſpaſmes vagues & de vents, non-ſeulement parce que chez eux le genre nerveux eſt tendu & fort ſuſceptible de vibration, mais parce que leur ſang ſec & réſineux circule difficilement dans le cerveau.

73. L'irritation & l'ébranlement des filets nerveux diſtribués dans toutes les parties du corps, répondent à leur tenſion ou à leur ſenſibilité, & à la force de la cauſe qui agit ſur eux. Quelquefois cependant la véhémence de cette action a moins de part à l'irritation des nerfs, que la maniére ſinguliére & inconnue dont elle eſt exercée. La tenſion ou la ſenſibilité du genre nerveux, ſi propre à rendre le ſpaſme habituel, eſt ſouvent héréditaire & comme naturelle. Elle dépend trèsfréquemment de la plûpart des cauſes que nous venons d'expoſer (71. 72.). Toutes

celles qui deſſèchent le corps, qui diſſipent la ſéroſité, qui épaiſſiſſent les liqueurs, qui les rendent âcres & piquantes,
& les agitent inégalement, de même
que pluſieurs autres dont nous parlerons
dans peu, ſont en état de faire naître
cette tenſion. Elle eſt ſi propre & ſi fa-
miliére à la paſſion hyſtérique & à l'hypochondriaque, qu'elle forme le fonds
& l'eſſence de ces deux affections qui par
leur dehors & par leur caractère ont entr'elles une une ſi grande analogie. On
ne traitera point d'imaginaire cette analogie ; elle eſt trop bien prouvée par la
nature particuliére des ſujets les plus expoſés à ces deux maladies, par l'action
des cauſes qui la produiſent, par l'ordre
de leurs paroxyſmes, par la ſingularité
& la biſarrerie de leurs ſymptômes, qui
ſont tous du genre ſpaſmodique & convulſif, & parcourent plutôt les différentes parties du corps, que de ſe fixer dans
une ſeule ; par l'ouverture des cadavres
qui ſouvent ne préſente aucun veſtige des
deux maux vaporeux qui ont précédé ;
enfin par l'exacte obſervation de ce qui
eſt utile ou nuiſible dans leur traitement.
L'on ne doit donc point être ſurpris que
les hommes hypochondriaques & les
femmes hyſtériques ſoient preſque continuellement tourmentés de vents.

74. Les cauſes qui ébranlent & agi-

tent le fyftême nerveux, font externes ou
internes. Les externes agiffent premiérement & principalement fur les parties folides, en les preffant, les fronçant, les
irritant, les piquant, les tiraillant, les déchirant, comme les finapifmes, les vef-
ficatoires, tout ce qui excite la douleur,
les playes & piquûres des nerfs, des ten-
dons, des membranes, ou des autres parties, la morfure des animaux, le froid
extérieur. Toutes ces caufes excitent dans
l'inftant un refferrement fpafmodique
dans les fibres fenfibles, fouvent accompagné de friffonnement. Mais l'on fe ré-
criera peut-être ici, en difant, comment
une caufe qui ne touche qu'à la fuperficie
du corps, peut porter fon action affez
profondement, pour attirer le fpafme
dans l'eftomac & dans les boyaux. Pour
réfoudre ce doute, il ne faut que connoître la communication bien prouvée
de tous les filets nerveux, à raifon de laquelle une impreffion portée fur un nerf,
fe répand & fe réfléchit en quelque forte
jufqu'aux nerfs les plus éloignés, ou fe
tranfmet même jufqu'au cerveau. Le
fpafme furviendra donc plus aifément &
plus promptement dans le canal alimentaire, fi on ébranle les nerfs qui ont une
liaifon plus étroite avec la huitiéme paire,
l'intercoftal, & les plexus méfentériques.
Ainfi quand on a l'imprudence de mar-

cher nuds pieds fur le pavé froid , leur
froncement qui furvient aux nerfs plantai-
res internes , eft en peu de tems porté
jufqu'aux plexus méfentériques , & occafionne la colique venteufe. Ainfi les playes
du bas-ventre produifent conftamment
des fpafmes , des vents , & des gonflemens dans les premiéres voyes. Ainfi
l'ufage prématuré ou immoderé des
plaifirs amoureux produit très fouvent
& très promptement le même effet :
car il met le genre nerveux dans une
forte de convulfion générale & comme épileptique , pour me fervir de l'expreffion de certains Auteurs , & excite
dans tout le corps une agitation finguliére & agréable. Mais comme les organes qui font le principal fiége de la
volupté , doivent leur fenfibilité à un
nombre infini de filets qu'ils reçoivent
des nerfs facrés & lombaires (a) , ceux-
ci feront violemment ébranlés , & tranf-
mettront bientôt leur trémouffement convulfif aux plexus méfentériques avec lefquels ils font fi étroitement liés. Il doit
donc alors furvenir des fpafmes & des vents
dans les premiéres voyes , conformément
à l'expérience , & furtout à l'obfervation

(a) Winflov. expofit. Anatomiq. Traité du bas ventre n. 585. & 623.

d'Hippocrate, qui dans ſes Epidémies (a)
rapporte des exemples ſinguliers de gens
en qui l'acte vénérien excitoit des friſſon-
nemens , ou des gonflemens du bas-ventre , ou une erruption de vents.

75. Les cauſes internes ſecouent trop
fortement le genre nerveux , & y excitent
un plus grand mouvement , en le diſten-
dant , ou en l'irritant. Les liqueurs diſtendent violemment les vaiſſeaux , & par
conſéquent les nerfs qui y ſont répandus ,
par leur maſſe , leur poids & leur impétuoſité ; elles les agacent par leur âcreté,
c'eſt-à-dire par la ſurface inégale , poin-
tue & raboteuſe de leurs parties. Ainſi
la trop grande quantité d'humeurs , leur
denſité , & leur tenacité , leur raréfaction & leur âcreté quelconque , acide ,
alcaline , muriatique , huileuſe , ſont en
état de donner au ſyſtême nerveux une
ſecouſſe & une tenſion irréguliére. Nous
ne pouſſerons pas plus loin la recherche de
ces cauſes , pour éviter une prolixité toujours ennuyeuſe & ſouvent inutile. Ce
que nous venons de dire , ſuffit pour faire
comprendre , pourquoi une humeur âcre
& ſaline , qui entretient des dartres , des
puſtules , la galle , la goutte , & autres
maladies cutanées étant , repouſſée en dedans , & portée aux couloirs des inteſ-

(a) Lib. 6. de Morb. popular. ſect. 3. pag. 179.
Litt. C. & D. claſſ. 1. edit. Mercurial.
Ibid. pag. 171. Litt. B.

tins, y excitera des fpafmes & des vents.
Car on fçait qu'il y a un rapport marqué
entre l'organe excrétoire de la peau, &
l'inteftinal, rapport fi connu & fi heureufement exprimé par Hippocrate. Ainfi
dans le cas que nous venons d'expofer ,
l'humeur âcre trouvant une réfiftance invincible de la part des couloirs cutanées
retrécis, refoule intérieurement avec la
matiére de l'infenfible tranfpiration , &
gagne facilement les voyes inteftinales,
où elle piquotte vivement les fibres nerveufes, attire un froncement fpafmodique
dans le canal , & y produit ainfi des
vents.

76. Ceci nous conduit naturellement
à l'expofition des caufes qui agiffent immédiatement & comme localement fur
le canal alimentaire, & qui en agaçant
& irritant fes membranes, y occafionnent un retréciffement convulfif, & donnent lieu aux vents. Parmi ces caufes qui
ne parviennent ordinairement à ce tuyau
que par la voye de la déglutition , ou
par celle de l'injection, l'on doit compter tout ce qui eft auftère, âpre & aftrin-
gent ; les acides & les alcalis, & tous
les âcres capables d'entrer en effervefcence (60) ; tout ce qui eft en état de fermenter promptement & de fournir cet efprit acide aérien, dont l'âcreté finguliére
eft fi redoutable & fi funefte (61) ; tout

ce qui fe putréfie, & dont les parties devenues prefque toutes alcalines volatiles,
fe meuvent très rapidement, pincent
les nerfs inteftinaux, & ne ceffent de les
ébranler. L'on doit auffi mettre dans
cette claffe, les liqueurs fpiritueufes &
ardentes, toutes fortes d'excès de bouche ; la pourriture & toutes les crudités
acides ou bilieufes qui naiffent de cette
fource ; cet acide corrofif qui fouvent dans
les enfans, donne une couleur verdâtre
aux excrémens ; des vers en vie qui ram-
pent dans le canal, le piquent & le ron-
gent, ou morts qui exhalent une vapeur
putride fi propre à mettre le trouble dans
tout le genre nerveux ; tout ce qui eft
poivré, falé, ou épicé ; tous les purgatifs & émétiques violens & cauftiques,
tels que l'éfule, la coloquinte, l'euphorbe,
l'élaterium &c. l'ufage imprudent de
l'aloës, des remèdes mercuriels, & des
antimoniaux ; tous les poifons âcres,
comme le fublimé corrofif, les précipités
de mercure, l'eau forte, & l'arfénic, &c
dont l'action eft fi prompte & fi terri-
ble, que dans l'inftant, & par leur feul
contact, il furvient des convulfions dans
le canal alimentaire, & le bas-ventre
s'enfle prodigieufement, avec des inquiétudes affreufes, des douleurs infupporta-
bles, & plufieurs autres fymptômes for-
midables. Enfin tout ce qu'on prend pour

la bouche , ou que l'on injecte par le fondement , & qui renferme dans son sein quelque chose capable d'irriter, appartient à cette classe : car Vepser a démontré par un grand nombre d'expériences (a) , qu'on n'applique jamais aucun âcre aux intestins , sans qu'ils se contractent violemment dans la partie irritée , & quelquefois même dans les plus voisines , & quils soient gonflés de vents au-dessus & au-dessous Le conduit intestinal est si prompt à contracter ce resserrement spasmodique , qu'une très-petite goutte d'huile de vitriol appliquée extérieurement à l'intestin d'un animal encore vivant , fronce & retrécit dans l'instant cette partie du canal , à peu près comme si on l'avoit serrée avec une ligature. On observe même après la mort de l'animal , lorsque le mouvement péristaltique continue, que l'application des âcres excite non-seulement dans la partie qui a été immédiatement irritée , mais encore souvent dans le voisinage , un retrécissement spasmodique si considérable, qu'il bouche entiérement le passage aux matiéres contenues dans le canal. Le danger des purgatifs dans les maladies venteuses , est une conséquence trop naturelle de ce que nous venons de dire ,

____

(a) Histor. cicut. aquat. pag. 89.

pour ne pas le remarquer ici, quoique prématurément. L'on ne doit donc jamais en uſer que ſobrement & avec prudence ; car preſque tous doivent leur vertu à une certaine âcreté, & ſouvent ils produiſent ou redoublent les vents. On voit une preuve bien ſenſible de cette vérité, dans l'hiſtoire que Sydenham rapporte (*a*) d'une pauvre femme hydropique qu'il guérit. »» Ce qu'il y avoit en »»ſecond lieu de remarquable, dit l'Hippocrate Anglois, c'eſt que le mal étant »»preſque guéri, lorſque les vapeurs exci-»»tées par les purgatifs, venoient à re-»»doubler, le ventre s'enfloit beaucoup »»vers le haut, comme s'il avoit été in-»»nondé d'un nouveau déluge d'eau, ce »»que je ſavois cependant ne pouvoir être, »»puiſqu'elle avoit bû ſi peu ; j'attribuai »»donc cette enflure aux vents qu'avoit »»excité l'ataxie occaſionnée par les pur-»»gatifs. L'évenement prouva que je pen-»»ſois juſte ; car, quoiqu'elle eût déja re-»»jetté environ quatre pintes de liqueur le »»jour que je la purgeai, elle commença »»d'abord à s'enfler ; & cette tumeur qui »»montoit juſqu'au gozier, & qui étoit »»accompagnée d'une fâcheuſe difficulté »»de reſpirer, ne s'appaiſoit point, juſ-»»qu'à ce que le corps fut délivré de l'ac-

(*a*) Thom. Sydenham opera, Tractat. de hydrope, pag. 342. Tom. 1.

»tion du purgatif, & eût repris son repos
»& son état naturel. Alors la tumeur &
»tous les autres symptômes disparoif-
»soient aussitôt, jusqu'à ce qu'une autre
» purgation les rappellât, en renouvel-
»lant l'irritation. Si donc sur la fin d'une
hydropisie si propre à relâcher & à éner-
ver le ton des solides , des purgatifs
donnés par une main aussi habile & aussi
prudente que celle de Sydenham , ont
produit une enflure venteuse du bas-
ventre ; à combien plus forte raison
doit-on en craindre le même effet , quand
il n'y a aucun soupçon de relâchement.

77. Il est très certain, que les différentes matiéres dont nous venons de
parler (76) produisent surtout leurs mauvais effets, lorsqu'elles s'arrêtent & séjournent plus longtems dans les premiéres voyes ; car ce long séjour est capable de faire dégénérer les choses les
plus innocentes de leur nature, & de les
rendre nuisibles & presque virulentes.
Le resserrement spasmodique surviendra
donc plus facilement & plus fréquemment dans les parties du canal qui retiennent plus longtems les alimens; dans
celles qui font creuses & élargies au milieu , & étroites dans leurs extrémités ;
dans celles qui font recourbées & retré-
cies; dans celles qui ont les valvules les
plus considérables & en plus grand nom-

bre. Par conséquent les spasmes, & les vents qui les suivent, doivent avoir leur principal siége dans l'estomac, & dans le duodenum, qui est plus large que tous les autres intestins, du moins dans sa partie supérieure, qui a un fonds & une courbure presque impénétrable à l'air dans les cadavres, qui est pourvû d'une grande quantité de glandes, qui est continuellement arrosé par la bile & le suc pancréatique, qui n'est point attaché au méfentère, qui n'a point de vaisseaux lactées proprement dits, & que l'on peut nommer à juste titre un second estomac (a). La partie de l'iléon la plus voisine de la valvule de Tulpius, l'espace entre les deux courbures du colon, & l'extrémité du rectum, sont aussi très-souvent exposées aux spasmes flatueux; mais aucune partie du canal n'en est à l'abri.

78. La sécheresse des canaux membraneux du corps humain, en retrécit nécessairement le diamètre, & donne aux nerfs une tension & une vibratilité plus grande. La plûpart des causes que nous avons déja exposées (depuis 70. jusqu'à 78) des maladies qui ont précédé, comme la diarrhée bilieuse, la dyssenterie, le cholera-morbus, des alimens secs & ardens, toutes les évacuations séreuses &

____

(a) Frider Hoffman. Dissertat. Phys. Med. XIV. de duodeno plurium morborum sede.

immoderées, peuvent priver le tuyau inteſtinal de l'humide qui lui donnoit la
ſoupleſſe néceſſaire & le lubrifioit. Alors
les membranes deſſèchées ſe rappétiſſent
& ſe froncent, les nerfs n'étant plus humectés, deviennent plus tendus & plus
ſuſceptibles de vibration, & toutes ſortes
de matiére ſont en état de les irriter. Il
arrivera donc dans le canal un autre eſpèce de reſſerrement, qui ſera le fruit de
ces deux cauſes, & qui par conſéquent
méritera le nom de ſpaſmodique. Il oc-
cupera inégalement le canal, qui en conſéquence ſera très ſouvent gonflé de vents
ramaſſés, condenſés, & enfin raréfiés par
la chaleur, & il attirera une conſtipation
opiniâtre. Hippocrate avoit connu cette
vérité, puiſqu'il a dit (a) : *»Tout ce qui
ſerre le ventre, plutôt que de le lâcher,
excita des vents ; car lorſque l'humidité
ſe deſſèche, elle donne des vents, de
même que tout ce qui eſt aſtringent, &
tout ce que la chaleur a mis à ſec, & rendu
compacte & friable.* Il n'eſt donc point
ſurprenant, mais au contraire il paroît
naturel, que la ſéchereſſe du tuyau inteſtinal produiſe l'hydropiſie ſèche, qui par
cette raiſon eſt fréquente dans la vieilleſſe,
ſuivant la remarque dont nous parlerons
plus bas, du célebre obſervateur Aretæus.

(a) Lib. de Loc. in homine pag. 17. D. & 28. A.

79. Il est un autre genre de spasme très fréquent, qui mérite ici une place, & qui n'a point échappé à la sagacité des des habiles Médecins (a). On le nomme avec raison sanguin ou pléthorique, puisque c'est le sang qui le produit, en surchargeant & distendant par son poids & par sa masse, les vaisseaux des intestins. En effet ceux-ci ne peuvent être ainsi gonflés & dilatés, qu'ils ne retrécissent nécessairement le canal intestinal qu'ils embrassent circulairement ; ajoutez à cela que les membranes intestinales tendues par cette espèce de congestion sanguine, deviennent plus sensibles & plus susceptibles d'irritation, & par conséquent que la matiére contenue la plus douce peut par ses frottemens y exciter une plus grande contraction. Le sang surabonde dans les vaisseaux des intestins, s'il a de la peine à passer par les derniers rameaux de la veine-porte, parce qu'alors il n'est point ramené par les veines méfentériques dans la même proportion, qu'il est apporté par les artères congénéres. La même pléthore particuliére ne manque point d'arriver, lorsque les vaisseaux hémorrhoïdaux, ou les couloirs utérins, refusent le passage au sang superflu qui avoit accoutumé de s'écouler par l'une

(a) Stahl, Frider. Hoffman. Boérhaav. &c.

des deux voyes ; car dans ce cas celui-ci
eſt contraint de refouler vers les autres
vaiſſeaux du bas-ventre, & ſurtout vers
les extrémités des artères méſentériques,
de s'y accumuler & de s'y arrêter. On
voit par-là clairement, pourquoi la ſuppreſſion ou la diminution du flux menſ-
truel périodique ou des règles, & l'obſtruction des viſcères du bas-ventre, ſurtout du foye, ſont des cauſes aſſez évi-
dentes des vents.

*Le froid eſt une autre cauſe de la denſité
de l'air, & par conſequent des vents
qui en réſultent.*

80. Les obſtacles qui arrêtent l'air
dans le canal alimentaire, ne ſont point
les ſeules cauſes de ſa denſité. Le froid
peut auſſi produire cet effet, & il n'eſt
point de liquide qu'il condenſe auſſi promptement que l'air, comme nous l'avons
remarqué (44). Ainſi les liqueurs glacées
portées dans les premiéres voyes, ſurtout
après le repas, réduiſent à un plus petit
volume l'air qu'elles contiennent, & celui
qu'elles y trouvent ; la chaleur des parties
voiſines ayant bientôt diſſipé ce froid,
raréfie l'air avec d'autant plus de force,
qu'il a été plus reſſerré, & celui-ci heur-
tant plus puiſſamment contre les parois,
les diſtend avec violence, & produit ainſi

des vents, des tranchées, la colique, des
convulsions. Nous avons crû devoir faire
ici usage de cette savante remarque, faite
par Jean-Baptiste Mazino (a) dans une
de ses Dissertations.

81. La densité même de l'air renfermé
dans les alimens paroît être propre à lui
donner plus de force élastique, & à produire des vents. Car quoiqu'il soit convenu aujourd'hui parmi les meilleurs Phy-
siciens, que cet air est divisé en ses élémens, & par conséquent hors d'état d'ê-
tre comprimé & d'exercer son ressort ;
ne peut-il pas arriver que comme l'eau
en se gelant exprime & réunit les particules d'air, qui donnent alors plus de
volume à la glace, de même dans la
concrétion des corps qui étoient mols ou
liquides, leurs parties en se rapprochant,
ramassent les molécules aëriennes dans
leur sein? En ce cas, plus cet air se trouvera comprimé dans les alimens, plus
il se dégagera avec force, & reprendra
le libre exercice de son ressort. Il faut
observer qu'on n'entend parler ici que
d'une certaine portion d'air ; car il ne
paroit pas vraisemblable que tout celui
qui est contenu dans le tissu d'un corps
puisse ainsi se ramasser en bulles. Au reste
je ne hazarde ici cette idée que comme

(a) Morbor. Mechanic. dissert. 3. paragr. 27. pag.
54.

une conjecture qui n'eſt pas dépourvûe de
vraiſemblance, & qui mérite d'être mieux
prouvée. L'on voit du moins plus clairement, par ce que nous venons de dire,
pourquoi la glace avalée peut produire
les ſymptômes venteux les plus fâcheux.

Une chaleur plus forte augmente l'effort élaſtique de l'air, & produit ainſi des vents.

82. Nous avons rapporté juſqu'ici fi-
dellement, toutes les cauſes qui peuvent
augmenter la quantité & la denſité de
l'air. L'ordre que nous nous ſommes preſ-
crits, nous oblige apréſent de déveloper en peu de mots, mais exactement,
celles qui le rendent plus élaſtique en
l'échauffant davantage ; car notre chaleur
interne augmentée eſt l'autre cauſe qui
donne plus de reſſort à l'air (44). Or la
plus ſaine phyſique nous apprend que la
chaleur, c'eſt-à-dire l'amas & le mouvement du feu, eſt dûe au frottement réciproque des corps ; qu'elle eſt d'autant
plus grande, que les corps frottés ſont
plus durs & plus roides, que leur preſſion mutuelle eſt plus forte, & ſurtout
que leur agitation eſt plus prompte &
plus fréquente ; que des fluides interpoſés
dans les corps, retardent la naiſſance du
feu ; que la ſeule percuſſion, l'allée & la

venue des corps élaſtiques , un ſimple coup, ne forment point à la vérité le feu, mais le mettent en mouvement & le ramaſſent ; que ces corps s'échauffent le plus, qui renferment dans leur ſein une plus grande quantité de particules ignées, de même que ceux dont les pores ſont ſi étroits, & la ſuperficie tellement diſpoſée partout, qu'ils ne peuvent être pénétrés que par le vrai feu ; enfin que la plus grande chaleur naît quelquefois de la fermentation, de la putréfaction, de l'efferveſcence, & du mélange de différens corps.

Il régnera donc une plus grande chaleur dans le canal, s'il eſt plus ſec, plus roide, & plus denſe ; s'il eſt plus vivement irrité, s'il ſe contracte plus violemment & plus fréquemment, & s'il s'applique ainſi plus fortement & plus vîte à la matiére contenue ; ſi les vaiſſeaux dont il eſt compoſé, ſont fort retrécis, & offrent une grande réſiſtance, & ſi le cœur y pouſſe des liqueurs plus denſes avec beaucoup de force : car alors il faut néceſſairement qu'il arrive des frottemens plus rapides & plus violens entre les ſolides & les fluides, entre le canal alimentaire & la matiére contenue. Ainſi il n'eſt point ſurprenant que l'inflammation du bas-ventre ſoit accompagnée d'une tenſion ſi conſidérable : celle-ci eſt moins l'effet du gonflement des vaisseaux engorgés, que de la raréfraction de l'air intestinal occasionnée par la chaleur inflammatoire. Il y aura aussi excès de chaleur dans les premiéres voyes, si tandis que le mouvement péristaltique s'exerce avec vigueur, on avale des alimens durs, tenaces, élastiques, âcres, spiritueux, pleins de particules ignées, inflammables, qui approchent de la nature de l'alcohol, qui bouillonnent, fermentent, ou se pourrissent; ou si l'on prend en même tems deux corps dont on sçait par la chymie, que le mélange excite une plus grande chaleur. Tels sont l'alcohol & l'eau (a); le vinaigre distillé & l'huile de thérébentine (b); le vinaigre & l'alcohol (c); l'huile de tartre & l'huile de thérébentine (d); l'alcohol & le sel de tartre (e); l'eau & le sel de tartre (f); le vinaigre & les coraux (g). Une énumération plus longue seroit inutile & ennuyeuse: mais il est rare que l'on prenne intérieurement laplûpart de ces derniers corps; ainsi il n'arrive presque

---

(a) Boerhaav. Elem. Chem. pars altera de art. Théor. de igne experim. 2. Tom. 1. pag. 197.
(b) Ibid. Exper. 9. pag. 200.
(c) Ibid. Exper. 10. pag. ead.
(d) Ibid. Exper. 11.
(e) Ibid. Exper. 14. pag. 201.
(f) Ibid. Exper. 15.
(g) Halles. Statiq. des Végét. pag. 333.

jamais qu'ils occasionnent des affections venteuses. Enfin tout ce qui augmente la chaleur dans tout le corps, l'augmente pareillement dans les premiéres voyes.

83. Nous devons faire ici une remarque particuliére, savoir que la chaleur est plus considérable dans les enfans, puisqu'elle monte jusqu'à 94 dégrés, comme l'a observé M. Fahreinheit; ce qui paroît contraire en partie à ce que nous avons dit, puisque le corps d'un enfant est plus humide, plus foible, & plus relâché. On aura cependant une raison assez satisfaisante de ce phénomène, si l'on fait attention que les vaisseaux sont très-courts dans l'enfance; qu'il y a abondance d'humeurs; que celles-ci reviennent promptement au cœur, & que le battement de ce premier mobile & celui des artéres sont beaucoup plus fréquens & plus prompts: car il est bien avéré que la chaleur répond encore plus à la fréquence & à la vîtesse qu'à la force des frottemens.

Les mêmes raisons me portent à croire avec M. Pitcarne (a), qu'en général il y a plus de chaleur chez les femmes que chez les hommes, quoiqu'elles ayent le corps plus humide; car pour l'ordinaire elles sont plus petites; les vaisseaux sont donc moins étendus & plus près du cœur,

_____

(a) Archibald. Pitcarn. Opera. omnia Med. Element. Med. Matth. Lib. 1. cap. 3. pag. 113.

le retour du sang est plus prompt, & il y a plus de célérité dans l'oscillation du cœur & des artères. Mais la quantité de mouvement ne dépend pas seulement de cette vîtesse, elle dépend encore de la masse. Or il n'est presque personne qui doute qu'il n'y ait une plus grande abondance de sang dans le corps de la femme, que dans celui de l'homme, dumoins respectivement à la grandeur de l'un & de l'autre. Le mouvement du sang dans le premier sera donc plus grand, & surtout plus accéléré que dans le second. La méchanique est donc ici d'accord avec l'expérience, pour confirmer que les femmes ont plus de chaleur que les hommes. Après ce que nous venons de dire, on ne sera plus surpris que les femmes & les enfans soient sujets aux maladies venteuses.

Cependant, quoiqu'il paroisse que la chaleur doive être plus considérable dans les enfans & dans les femmes, à cause de l'abondance des humeurs, & de la fréquence des mouvemens vitaux; il faut convenir qu'elle peut être quelquefois plus foible par rapport au relâchement & à la foiblesse des fibres, & à la constitution aqueuse des liquides. C'est pourquoi il n'est pas permis de poser ici une loi certaine & perpétuelle; & la chaleur doit varier dans les femmes comme dans les enfans, suivant la différente énergie des causes propres à l'augmenter ou à la diminuer.

84. Il est prouvé par une infinité d'expériences, qu'il n'est point de corps que la chaleur raréfie & dilate plus promptement & plus considérablement que l'air, & que cette dilatation est si grande qu'on n'en a point encore trouvé la mesure. Toutes les fois donc que par l'action des causes exposées ci-dessus (82), il y aura excès de chaleur dans le canal alimentaire, autant de fois l'effort par lequel l'air contenu tend à se dilater, deviendra plus violent; puisqu'il est bien assuré qu'il répond exactement à l'augmentation de la chaleur, de même qu'au plus grand dégré de condensation que l'air souffre. Or la chaleur (a) est comme les impressions des particules du corps chaud, sur l'objet qui reçoit la même chaleur : ces impressions sont en raison composée de la raison doublée des vîtesses des particules chaudes, & de la raison simple de leurs densités.

S'il arrive donc que toutes ces causes concourent ici avec beaucoup de force, savoir la condensation de l'air, la plus grande quantité, la densité de toutes les parties chaudes qui l'environnent, & sur-

______
(a) Prob. 85. Herman. Phoron.

tout leur célérité, dont on doit prendre
le quarré; dans cette supputation il naîtra
de-là une dilatation prodigieuse de l'air,
qui distendra avec une violence extrême
le tuyau membraneux. Qu'on n'objecte
point, qu'un air trop raréfié a beaucoup
moins de force; car il ne s'agit point
ici d'un air parvenu à son dernier dégré
de raréfaction , mais de l'effort actuel
que fait l'air pour se dilater davantage.
L'on pourroit avoir la force totale & pré-
cise de cet effort, si l'on pouvoit faire
un calcul exact de toutes les causes dont
nous venons de parler. Avant de termi-
ner cet article, il ne sera point inutile
de remarquer que l'excès de chaleur est
une cause des vents si reconnue & si cons-
tatée, qu'elle est avouée même par Galien,
quoiqu'il soit le plus grand protecteur
& comme l'auteur du sentiment qui
donne aux vents une origine tout-à-fait
opposée. Il s'exprime ainsi dans un endroit de ses Ouvrages (a): *Que si le jeu des
organes de la digestion est affoibli, alors
il arrive des rapports aigres, lorsque les
alimens sont d'un tempéramment moyen
ou trop froid; & le ventricule se remplit
de vents; lorsque les alimens sont chauds
ou flatueux de leur nature. Et ailleurs (b),*

(a) Lib. 3. de Symptom. cauf. fol. 25. D. claff. 3.
(b) Lib. 2. de Compof. Pharmac. secund. Loc. fol.
135. G. claff. 5.

il conseille l'usage des remédes rafraîchissans , comme étant très-propres à modérer l'intempérie chaude, & à repousser, rabattre & réprimer, la raréfaction des vents.

Les causes qui diminuent la résistance du canal alimentaire, et qui par-la donnent lieu aux Vents.

85. Nous avons été jusqu'ici très soigneusement occupés à rechercher & à décrire tout ce qui augmente l'effort de l'air. Il nous reste à présent à examiner avec attention ce qui est en état d'affoiblir le canal alimentaire, & d'en diminuer la force & la résistance. Celles-ci sont nécessairement languissantes , si la tension tonique du canal , & par conséquent son mouvement vermiculaire (52), au moyen duquel il repousse dans l'état de santé tout ce qui fait effort sur les parois, viennent à baisser. Ce défaut de tension & de contraction suppose le relâchement des membranes qui composent le tuyau. Ce relâchement dépend de la foiblesse des fibres & des vaisseaux qui forment le tissu des membranes, & de *l'inertie* ou de la langueur du fluide qui les arrose. La foiblesse des fibres & des vaisseaux est propre aux gens froids &

cachectiques, aux femmes, aux enfans, aux jeunes gens qui n'ont point atteint leur dernier dégré d'accroiſſement, & à ceux qui menent une vie oiſive & ſédentaire (*a*). Souvent elle eſt le fruit de l'uſage immoderé des alimens gras, huileux, aqueux, tenaces, viſqueux, du laitage, des ſoupes, des panades, de la grande boiſſon d'eau, & enfin de toutes ſortes d'excès de bouche. Car il eſt clair que toutes ces cauſes doivent ramollir, relâcher, ſurcharger, allonger, & par conſéquent affoiblir, tout le tiſſu fibreux du canal alimentaire. On a obſervé très ſouvent que le relâchement dont il s'agit ici, ſuccédoit aux ſpaſmes longs & violens. La raiſon eſt d'accord avec l'expérience ſur ce fait ; car l'une & l'autre nous apprennent, qu'une tenſion trop forte, trop fréquente, ou trop longtems ſoutenue, quelle qu'en ſoit la cauſe, jette enfin la fibre dans l'atonie, de maniére que la cauſe qui faiſoit la tenſion venant à être ôtée, la fibre devient plus lâche & plus longue, qu'elle n'eût été autrement. La langueur du fluide qui parcourt les vaiſſeaux du canal alimentaire, dépend de la diminution de ſa quantité, de ſa conſtitution aqueuſe & trop fluide,

____

(*a*) Boerhaav. Aphor. dé Cognoſcend. & Curand. morb. ſect. 30.

& de la foibleſſe de ſon impulſion (a).
S'il arrive donc que le ſang artériel & le
liquide nerveux ſoient portés en trop
petite quantité dans l'eſtomac & dans les
inteſtins ; ou ſi ces deux fluides ſont trop
aqueux , dégénérés , & dépourvus de
leur conſiſtence naturelle , ou enfin s'ils
ſont pouſſés trop foiblement ; il faut néceſſairement que le reſſort tonique de ces
organes ſoit énervé , & que leur mouvement périſtaltique devienne languiſſant.
L'on voit par-là clairement , pourquoi
l'atonie du canal alimentaire , & les affections venteuſes, ſurviennent ſi promptement aux cours de ventre invétérés ,
aux fiévres intermittentes rébelles, à la
cachéxie , à l'hydropiſie , aux pertes de
ſang par des playes, par les règles , par
les hémorrhoïdes , par les lochies , &
enfin à tout genre de maladie qui ap-
pauvrit le ſang , qui épuiſe le liquide
ſpiritueux, & qui abbat les forces. Tous
ces maux occaſionnent encore plus aiſément des vents, ſi l'intempérance ſe joint
à cette foibleſſe des forces , comme l'a
fort bien remarqué Galien en diſant (b) :
*Ceux qui après les maladies ſe raſſaſient
trop , deviennent flatueux , & enflés de
tout le corps , à cauſe de la crudité des
humeurs.* Ce que nous avons dit , nous

(a) Id. Ibid. Sect. 43.
(b) 3. de Sympt. cauſ. F. 15. C. claſſ. 3.

fait auſſi connoître, pourquoi ſur la fin
des maladies, il arrive ſouvent un gonflement venteux du bas-ventre, qui indique un épuiſement extrême des forces,
& qui eſt l'avant-coureur de la mort.
Hippocrate l'avoit obſervé, & rapporte
que le cas eſt arrivé à Nicolas fils, qui
étoit tombé dans une fiévre pour avoir
trop bû, & qui avoit été tourmenté de
différens ſymptômes (*a*). *Le ſeptiéme
jour il mourut*, dit Hippocrate, *mais le
ventre s'enfla avant la mort, & après la
mort les parties poſtérieures devinrent
rouges.* L'on comprend encore par tout
ce que nous avons expoſé ici, pourquoi
les malades un peu avant la mort rendent des vents par le bas, comme Hippocrate l'a obſervé dans un valet malade
près de la Métairie d'Hyppolochus, à
qui il s'étoit formé un amas dans les hypochondres avec dureté (*b*). *Vers le ſeptiéme
jour*, dit Hippocrate, *il s'agitoit beaucoup, & il étoit un peu en convulſion.
Or la convulſion finiſſant, il expira ſans
qu'on s'en apperçut; mais avant de mourir, il urina copieuſement, les vents ſor-
tirent avec bruit, & les parties ſupérieures ne furent point évacuées.* Tout ceci
enfin nous fait voir évidemment la raiſon
pour laquelle le bas-ventre s'enfle ſi ſou-

(*a*) Lib. 7. de Morb. popular. pag. 204. Litt. D.
claſſ. 1.
(*b*) Lib. 4 Epidem. p. 145. A. Claſſ. 1.

vent après la mort, & s'éleve quelquefois comme dans la tympanite, ce que
nous avons déja remarqué d'aprês Willis
(38). Il eſt trés important d'obſerver
ici, que le relâchement dont il s'agit,
occupe inégalement le canal membraneux, c'eſt-à-dire que quelques-unes de
ſes parties ſont réellement affoiblies & relâchées, tandis que le mouvement de contraction eſt preſque naturel, ou moins languiſſant, dans les autres. La longueur
énorme du canal, ſes contours & ſes
courbures, la différente épaiſſeur des
membranes, la diverſité de diamètre,
le plus ou moins long ſéjour des alimens
dans une partie que dans l'autre, & enfin
la ſtructure des valvules & des ſphincters,
nous perſuadent & nous prouvent cette
vérité.

86. On n'aura pas de peine à conce-
voir comment le relâchement vague &
inégal donne lieu à la formation des
vents, ſi l'on ſe rappelle que l'air tend
continuellement par ſon effort à diſtendre le tuyau (51), & que la dilatation
de celui-ci eſt d'autant plus grande, que
la force contractile qui s'y oppoſe, eſt
moindre. Car dans ce cas, l'air repouſſé
par les portions du canal qui ont conſervé
plus de reſſort, & qui réſiſtent d'avantage, doit ſe porter en plus grande quan-

tité, par son mouvement & par sa raréfraction, dans les endroits affoiblis qui ne
lui offrent presque plus de résistance, les
forcer, & les dilater à proportion de
leur relâchement, ou du défaut de contraction. De-là naîtront des maladies
venteuses qui ne seront pas extrêmement
douloureuses, mais très incommodes &
très opiniâtres. Mais ce n'est point par
cette seule raison, que l'atonie des premiéres voyes attire des vents. Elle rend
toujours les digestions languissantes, &
cause souvent la paresse du ventre ; ainsi
elle occasionne un amas de crudités &
de mauvais sucs, qui par un trop long
séjour, s'éloignent toujours plus de leur
caractère naturel & temperé, fermentent
ou se putréfient, laissent échaper de leur
sein une plus grande quantité d'air, &
contractent une âcreté qui irritant la
membrane nerveuse du canal, excite des
contractions spasmodiques, surtout dans
les parties les plus tendues, d'où par conséquent l'air est repoussé vivement dans
celles qui sont plus foibles & exemptes
de spasmes. Il est donc bien averé que le
spasme succéde à l'atonie, & l'atonie au
spasme.

87. Galien a reconnu très clairement,
combien la foiblesse, non-seulement de
l'estomac & des boyaux, mais encore du

péritoine , contribue à la production des
vents , & au dérangement des digeſtions;
il ne ſera point inutile de tranſcrire ici ,
ce qu’il en dit (a). »Le quatriéme uſage
»du péritoine , qui couvre & envelope
»exactement tous les viſcères abdominaux,
»eſt d’empêcher que l’eſtomac & les par-
»ties qui en ſont voiſines, ne ſoient promp-
»tement diſtendues par les vents. La fa-
»culté qui eſt propre à ces organes , &
»dont ils ſe ſervent, comme on l’a dé-
»montré ailleurs, pour embraſſer toujours
»tout ce qu’ils contiennent , & les reſſer-
»rer de toute part , leur eſt encore utile
»pour la même fin. Mais le ſecours que
»leur prête le péritoine, n’eſt point à mé-
»priſer , lorſque ſe trouvant trop foibles
»& trop lâches pour embraſſer exactement
»les alimens, ils ſe rempliſſent ſi facile-
»ment de flatuoſités & de vapeurs. C’eſt
»pourquoi il s’enſuit néceſſairement & évi-
»demment que la nourriture n’eſt point
»digerée , & que la diſtribntion en elt
»lente. Mais ſi tous ces organes ſont ro-
»buſtes & vigoureux, & que l’eſtomac,
»les inteſtins & le péritoine, embraſſent de
»toute part les alimens, quelque flatueux
»qu’ils ſoient de leur nature , ils ſe digé-
»rent cependant & ſe diſtribuent facile-
»ment. Car une partie des vents eſt chaſ-

(a) Lib. 4. de uſu. partium fol. 137, H. Claſſ. 1.

»fée par les rapports, & l'autre paſſe par
»le bas; & tout ce qui eſt en même tems
»vaporeux & utile, eſt reçu par les veines:
»le péritoine ſert donc à tous ces uſages.
Il eſt aiſé de conclure d'un paſſage auſſi
précis & auſſi lumineux que celui que
nous venons de rapporter, que non-ſeulement le péritoine, mais encore toutes
les autres envelopes de l'abdomen, ſont
en état par leur force & leur tenſion naturelles, de rabattre les vents des premiéres voyes ; & l'on voit par-là pourquoi une compreſſion ſuffiſante & égale
du bas-ventre, eſt ſouvent un ſecours ſi
efficace pour prévenir ou pour réprimer
les vents. Le grand maître que nous venons de citer , nous apprend dans un
autre endroit (a), comment la douleur
ſuccéde au gonflement venteux que le
relâchement a fait naître. *Nous trouvons,
dit-il, que la cauſe de ſa formation (du
vent) n'eſt autre qu'une chaleur preſque
éteinte, qui ne peut tirer des alimens &
de la boiſſon qu'une vapeur flatueuſe ;
mais à cauſe de la foibleſſe de la faculté
par laquelle les organes de la digeſtion
embraſſent & reſſerrent les matiéres contenues, leur capacité interne ſe remplit
& s'enfle, de maniére qu'elle eſt tirail-*

____

(a) 2. De Compoſ. Pharmac. ſecund. loc. fol. 134.
G. H. Claſſ. 5.

lée & tendue par cette enflure , & que cette tenfion occafionne la douleur.

Corollaires qui fuivent naturellement de la doctrine établie.

88. On ne peut examiner attentivement ce que nous avons dit jufqu'ici fur la production des vents (depuis 54 jufqu'à 88) , fans être furpris de la prodigieufe variété & du concours particulier de leurs caufes. Tout ce détail fait voir évidemment, qu'il en eft une infinité de diverfe nature, & même entiérement oppofées , qui produifent cependant le même effet, mais différemment ; que la préfence de l'une en attire fouvent une autre d'un caractére différent ; qu'il s'en trouve quelquefois en même tems plufieurs contraires , par exemple que les fpafmes retréciffent une partie du tuyau inteftinal, tandis que la contraction eft affoiblie dans l'autre ; qu'il y a des caufes plus graves, plus opiniâtres, & plus fécondes en vents, comme l'atonie inégale des inteftins , ou leur contraction fpafmodique vague , ou la combinaifon des deux ; état fâcheux, dans lequel tous les aliments deviennent flatueux ; qu'il en eft enfin de plus légeres, de plus faciles à diffiper , & qui fourniffent pour l'ordinaire moins de vents, ou les entre

G

tiennent moins de tems , comme font
les aliments venteux que l'on pjend , ou
un amas de mauvais fucs dans l'eftomac.

Ce qui foulage ou nuit dans le traitement
des vents, confirme la théorie que
l'on a donnée de leur origine.

85. L'on voit clairement par ce qui
vient d'être dit (88) , combien il importe
d'approfondir la nature , les forces & l'efficacité des caufes : car leur variété doit
en mettre nécessairement dans la méthode & dans les remédes que l'on employe pour combattre les maladies. Le
bon ou mauvais fuccès de ceux dont on
s'eft fervi dans le traitement des affections venteufes, nous fournit une nouvelle
preuve, qu'elles naiffent des différentes
fources que nous avons indiquées , & qui
fe rencontrent tantôt féparément,& tantôt
conjointement. Si l'on parcourt les ouvrages des Médecins, l'on en trouve plufieurs des plus expérimentés , qui n'oppofent que des remèdes chauds , toniques, atténuants, ftomachiques, aux
maladies venteufes , & affurent de
bonne foi s'en être fervis avec beaucoup
de fuccès , tandis qu'ils ne font prefque
aucune mention des émolliens, & des anodins, ou qu'ils ne les employent que très
rarement. D'autres Auteurs, qu'il n'eft

pas nécessaire de citer, non plus que les premiers, donnent les plus grands éloges à ces derniers remèdes, & avouent sincérement être redevables à leur seul usage, du soulagement qu'ils ont procuré en traitant ces maux. Quelques Médecins enfin racontent avec la même candeur, que le mélange des deux espèces de secours, leur a réussi très heureusement dans les mêmes affections. Tous ces Auteurs méritent par leur probité, leur sagacité, & la supériorité de leurs lumiéres, qu'on s'en raporte à leur témoignage. L'expérience journaliére y est très conforme, puisqu'elle nous apprend, que les flatueux sont quelquefois, mais très rarement, soulagés par le seul usage des stomachiques & des toniques ; que souvent ces médicamens leur sont pernicieux ; & les rafraîchissans, émolliens, & anodins, qu'au contraire appaisent la violence de leurs maux, & les détruisent même quelquefois ; qu'enfin ces deux genres de remèdes pris séparément, sont très souvent nuisibles, tandis qu'associés ensemble ils réussissent très bien, de même que tous ceux qui réunissent en eux la vertu tonique & l'anodine. L'on comprend par-là, pourquoi le nombre des carminatifs est si grand ; car il convient d'en compter autant que l'on a de causes différentes des vents à attaquer.

LES CAUSES DES AFFECTIONS VENTEUSES EN PARTICULIER.

90. L'expofition de toutes les caufes des vents en général, a été jufqu'ici affez détaillée. Pour fuivre le plan que je me fuis fait, je dois apréfent expliquer la méchanique de chaque affection venteufe en particulier, & indiquer les caufes qui leur font propres. Il convient d'examiner premiérement, celles où le vent eft fixé dans le conduit alimentaire, fans s'échaper au dehors. La colique venteufe (6 *b c d*), comme la plus violente de cette claffe, fe préfente d'abord à la vûe, & mérite la préféance fur les autres. Cependant, comme nous avons déja parlé plus haut (68) de fa fource la plus ordinaire, il nous refte peude chofe à ajouter ici.

Les caufes de la Colique venteufe.

91. Nous avons déja remarqué, que cette cruelle maladie fe fait fentir lorfque l'air enfermé, comprimé, condenfé, & échauffé, entre deux parties refferrées par le fpafme, diftend les parois du canal avec un effort élaftique beaucoup plus violent, foit que le volume de cet air refte le même, foit qu'il ait été groffi par les matiéres contenues. Il faut convenir que

c'eſt là la cauſe la plus fréquente de la colique venteuſe. Cependant il peut arriver quelquefois , mais rarement, que l'atonie (85 87) du canal, avec le concours de quelqu'une des cauſes ci-deſſus expoſées (de 58 à 64), donne lieu à cette maladie, qui eſt alors plus légere & moins douloureuſe. Toutes les matiéres qui augmentent en peu de tems la maſſe de l'air dans les premiéres voyes, peuvent, ſans le ſecours d'aucune autre cauſe, exciter la colique venteuſe, en donnant à l'effort de l'air une grande ſupériorité ſur la réſiſtance du canal. Mais il eſt rare qu'alors les ſpaſmes ne ſe mettent pas de la partie, à cauſe des molécules âcres qui ſe dévelopent du ſein des alimens avec l'air. La colique venteuſe a ſon ſiége dans les différentes portions du tuyau inteſtinal , où dans l'eſtomac, ſuivant que les vents ſont ramaſſés où reſſerrés entre le ſphincter de l'anus & la courbure gauche du colon, entre la gauche & la droite du même inteſtin , entre celles-ci & la valvule de Tulpius, entre cette valvule & quelque partie de l'iléon , entre certains endroits particuliers des inteſtins grêles , entre la courbure la plus étroite du duodénum & le pylore, & enfin entre les deux orifices de l'eſtomac. Cette colique eſt fixe, ſi la contraction ſpaſmodique, ou la ma--

tiére flatueufe, eft conftamment dans le même endroit ; elle eft vague, fi ces caufes font errantes & fe proménent çà & là dans le canal.

Les caufes du Météorifme.

92. Le Météorifme (6. e.), ce fymptôme fi fréquent dans les fiévres aigues, s'excite à peu près de la même maniére que la colique venteufe : car dans les fiévres, l'air qui remplit le canal alimentaire, étant refferré en certains endroits par une contraction fpafmodique ou inflammatoire, quelquefois même groffi dans fon volume, par celui qui fe dévelope abondamment des matiéres contenues, & toujours plus échauffé, devient fort élaftique. Animé ainfi par la chaleur & par fon refort naturel, il fe dilate plus puiffamment, diftend avec plus de force les parois de l'eftomac & des boyaux, les porte en dehors, éleve toutes les envelopes qui font au-deffus, & caufe ainfi ce gonflement venteux de tout le bas-ventre.

Les caufes du Borborygme.

93. Il nous faut examiner apréfent, comment fe forment les vents, qui toujours, & de leur nature, font errans dans

les premiéres voyes (6. *a.*) , ou s'échapent au dehors (4.). Confidérons d'a-
bord , & tâchons d'éclaircir en peu de
mots , l'ætiologie du Borborygme,
(6. *a.*), c'eft-à-dire du vent qui parcourt
le tuyau inteftinal , & fe porte avec
bruit, tantôt dans l'une , tantôt dans
l'autre, de fes parties. Cet accident, qui eft
très fréquent , peut arriver de plufieurs
maniéres ; ou lorfque l'une des contractions qui refferroient l'air , vient à fe relâcher naturellement ; ou lorfque le reffort
tonique des membranes inteftinales tiraillées plus haut ou plus bas , en furmonte forcément la réfiftance, & l'oblige à livrer paffage à l'air enfermé; ou bien lorfque le fpafme occupe fucceffivement des portions différentes du conduit inteftinal , & repouffe
ainfi avec célérité l'air contenu de l'une
dans l'autre ; ou enfin lorfqu'une partie
de ce canal , que les vents avoient diftendue à raifon de fon atonie , fe rétablit pour un tems dans fon ton naturel , & chaffe ainfi ces vents. On con-
cevra aifément que le fpafme peut parcourir ce canal membraneux & charnu ,
fi l'on fait attention au nombreux cortége , à la diftribution , & à la connéxion,
des filets nerveux qui s'y répandent : car
une partie étant irritée , l'ébranlement fe
tranfmet bientôt dans le voifinage , &
même jufqu'aux endroits les plus éloi-

gnés, par la communication des nerfs. Quant au son que ce mouvement succeſſif des vents occaſionne; il eſt clair par la Phyſique, qu'il dépend de la vîteſſe avec laquelle l'air paſſe par des voyes aſſez rétrècies, & de l'ondulation & trémouſſement qui ſe font entre lui & les membranes inteſtinales.

Les cauſes du Raport.

94. Les deux orifices de l'eſtomac étant reſſerrés, l'air enfermé, condenſé & échauffé, dans la cavité de ce viſcère, en diſtend fortement la partie moyenne : mais ſi l'orifice ſupérieur vient à ſe relâcher, & à offrir une libre iſſue à l'air, les parois membraneuſes ſe contractent avec d'autant plus de force, qu'elles ont été plus dilatées, & il ſe fait une exploſion ſonore & impétueuſe des vents par le haut, connue ſous le nom de Raport (4 *a*). Ce mal incommode peut naître quelquefois des autres cauſes que nous avons expoſées, comme de l'efferveſcence (60), de la fermentation (61), de la putréfaction (62.), de la nature flatueuſe & aërienne (58).& de la trop grande quantité des alimens & autres matiéres que l'on prend intérieurement, de même que d'un excès de chaleur (59. 82. 84) dans l'eſtomac. Il n'y a pas juſqu'à l'a-

tonie (85) de ce viſcère, qui ne puiſſe
y donner lieu, quand elle ſe trouvera
avec un rétréciſſement ſuffiſant du pylore. Il paroît que nous pourrions nous
diſpenſer de rechercher ici, pourquoi le
raport eſt acide, amer, nidoreux, inſipide. Cependant la variété des cauſes
qui l'occaſionnent, & le divers caractère
des alimens, préſentent une raiſon bien
ſenſible de cette différence. Ainſi le raport ſera inſipide, s'il n'eſt chargé d'au-
cunes parcelles qui ayent un goût particulier, & ſi l'air eſt auſſi pur qu'il peut
l'être dans les premiéres voyes, ou s'il ne
tient que de l'eau en diſſolution. Il eſt
acide dans les enfans, dans les jeunes
filles, & dans tous ceux qui ſont d'un
tempérament froid & foible, ſurtout
lorſqu'ils ſe nourriſſent d'alimens farineux, de fruits cruds ou mûrs, de lait,
& de vin aigrelet; en un mot lorſque ce
que l'on prend tend à la fermentation &
à l'acidité. Le raport eſt amer, ſi la bile
regorge au point de refluer dans l'eſtomac, ſi les alimens ſont amers ou faciles
à s'alcaliſer, comme les plantes aromatiques, âcres, & la chair des animaux;
s'il règne dans les premiéres voyes une
chaleur exceſſive; ſi l'action des organes
de la digeſtion eſt trop violente; & s'il
y a un léger commencement de putréfaction. Les mêmes cauſes dans un plus

haut dégré de force & d'opiniâtreté, &
furtout la préfence d'une matiére qui fe
putréfie, ou qui s'eft déja putréfiée dans
l'eftomac, rendent le raport nidoreux,
c'eft-à-dire qu'elles lui donnent le goût
d'œufs couvés.

Les caufes des Vents qui s'échapent par le bas.

95. Si, tandis que les portions fupérieures des inteftins font en contraction,
ou que la valvule du colon eft plus exactement fermée, ou que l'une des courbures de cet inteftin eft plus rétrècie, les
vents s'accumulent au bas du canal; la
tenfion tonique de fes membranes qui réfifte à leur effort, fecondée par la preffion
fimultanée du diaphragme & des mufcles
abdominaux, & aidée par la contraction
des releveurs de l'anus, vaincra la réfiftence du fphincter, & l'obligera ainfi à
fe relâcher & à s'ouvrir. Le vent fera
donc contraint de fortir par cette voye
inférieure. L'explofion fera néceffairement bruyante, fi l'air n'a point trop
perdu de fon reffort, s'il eft repouffé violemment & avec impétuofité, & fi la
voye par où il s'échape, n'eft point trop
ouverte ni trop humectée, mais fuffifamment tendue & refferrée. Si au contraire
l'air eft exprimé plus lentement & plus

foiblement ; ou s'il eſt chargé de trop d'humidité & de parties ſulphureuſes, & ainſi privé de ſon élaſticité ordinaire ; ou enfin ſi le paſſage en eſt trop ramolli, trop lâche & trop ouvert ; il n'arrivera aucun bruit, & l'expulſion des vents ſera ſourde & tacite.

L'origine du Cholera ſec.

96. Pour remonter à la ſource de ce mal ſingulier (4. c.), réuniſſons tous les phénoménes qu'il nous préſente, & voyons ce que chacun d'eux indique. Dans le cholera ſec il ſe fait une exploſion violente de vents par le haut & par le bas, accompagnée de douleur & de tranchées. Il eſt très vraiſemblable, que ce caractère particulier dépend principalement d'une très-grande irritation & du reſſerrement ſpaſmodique du tuyau inteſtinal, qui chaſſent avec véhémence les vents par les deux voyes. Rien de liquide ne ſort par la bouche ni par le fondement, & le goſier eſt d'une ſéchereſſe affreuſe, dans cette maladie : elle ſuppoſe donc toutes les premiéres voyes extrêmement deſſé-chées. Le malade ſe plaint d'une ſoif & d'un feu dévorant : il regne donc dans le cholera ſec une chaleur ardente, que l'on ſçait dailleurs devoir toujours devenir plus forte, le reſte étant égal, à meſure

que les parties sont plus sèches & plus
compactes. Mais quel est le principal
siége de ce mal cruel? La contraction
spasmodique qui le produit, réside-t'elle
seulement dans l'estomac? Nullement;
car alors le vent ne sortiroit que par le
haut, & non par les deux voyes en même
tems. Occuperoit-elle uniquement les
gros intestins? Point du tout. Si cela
étoit, l'explosion des vents se feroit seulement par le bas. Il faut donc que ce
grand feu, cette sécheresse, cette irritation violente, & ce resserrement spasmodique, qui donnent naissance au cholera sec, soient principalement attachés
aux intestins grêles, d'où ils se répandent
vers l'estomac, & à l'extrémité du conduit intestinal. Mais ces intestins ne peuvent être ainsi en feu, desséchés, irrités,
& rétrécis convulsivement, sans que les
vents ne soient vivement agités, échauffés, raréfiés, & par conséquent repoussés
& chassés impétueusement par le haut &
par le bas. A toutes ces causes il convient d'en ajouter une autre, de concert
avec une foule d'illustres Praticiens, c'est
l'âcreté singulière & piquante de la vapeur flatueuse, qui est très bien prouvée,
& qui par l'irritation qu'elle excite, a
beaucoup de part à la production de cette
maladie. Si nous consultons avec la con-

fiance convenable quelques Auteurs (a)
qui ne font pas du dernier rang, ils nous
apprendront que cette vapeur âcre pince,
irrite, & gonfle, les organes où elle s'eft
formée, c'eft-à-dire l'eftomac & les
boyaux, & qu'elle n'épargne point les
parties par où elle paffe en s'échapant.
Galien, en commentant les oracles d'Hippocrate, s'exprime ainfi (b) : »Car de
»même que le cholera humide naît de
»l'âcreté des humeurs qui engendre la
»corruption des alimens; le cholera fec
»dépend d'une vapeur flatueufe âcre :
»d'où il arrive que tous les corps ner-
»veux diftribués dans le bas-ventre font
»irrités, tendus, & caufent de la douleur.
L'oh eft donc très fondé de regarder
comme autant de caufes éloignées ou antécédentes du cholera fec, tout ce qui
eft en état d'agacer, de deffécher, &
d'échauffer les premiéres voyes; de rendre les fucs digeftifs âcres, & de les priver de leur véhicule doux & aqueux ;
d'émouvoir, d'enflammer, & d'alcalifer
la bile, & enfin tous les alimens de mauvais caractère, qui fermentent, qui entrent en effervefcence, qui fe putréfient,
& qui en groffiffant le volume de l'air,

(a) Galen. Comment. in Hipp. lib. 4. de vict. Rat.
in acut. Petr. Salius lib. de affect. partit. cap. 15.
Sennert. lib. 3. prax. part. 1. Sect. 2. cap. 15.
(b) Ibid. Comment. 4. F. 146. D. claff. 2.

le fouillent en même tems d'un effain nombreux de corpufcules âcres. Ainfi le divin Vieillard a obfervé (*a*), que le laferpitium , fi connu par fon âcreté , étoit très-propre à produire le cholera fec, furtout fi on en avale avec beaucoup de fromage , & de viande de bœuf.

Les caufes du reflux des vents vers le haut.

97. Ce reflux opiniâtre des vents vers le haut (7), auquel on a donné le nom grec *anadrome* , fembleroit mériter plutôt d'être confideré comme le fymptôme de la paffion flatueufe que nous allons expliquer, que comme une maladie particuliére & diftincte. Une trop forte contraction & un trop grand rétréciffement de la partie inférieure du tuyau inteftinal, qui repouffent l'air de bas en haut, forment le principe & le fonds de cette incommodité. Elle eft très fréquente chez les hypochondriaques , & ceux qui font fujets aux hémorrhoïdes, furtout fi elles font fupprimées : car alors le fang qui ne peut s'échaper par fon iffue ordinaire, diftend les vaiffeaux hémorrhoïdaux , & racourcit ainfi le diamétre de l'inteftin rectum , & même de la plus baffe portion du colon : l'air qui par-là eft re-

______

(a) Lib. 4. de vict. Rat. in morb. acut.

pouſſé en haut , groſſi de plus par celui que la putréfaction dévelope des excrémens, ſe ramaſſe au deſſous de la courbure gauche du colon , vers la région lombaire, & diſtend violemment cet inteſtin. De-là naiſſent des douleurs cruelles , que l'on met ſouvent mal-à-propos ſur le compte de la ratte. Mais ſi l'air franchit cet obſtacle, & remonte plus haut, on entend grouiller les borborygmes. Si enfin il parvient ſucceſſivement juſqu'à l'eſtomac , il le diſtendra douloureuſement , & il arrivera une éruption incommode & fréquente de vents, comme ſi ce viſcère étoit devenu une eſpèce d'éolipile. La conſtipation eſt une autre cauſe , qui ne ſert pas peu à faire refluer les vents en haut. Car dans cet état la partie inférieure du conduit inteſtinal, eſt toujours plus ſèche , parceque le liquide deſtiné à la ramollir, s'y trouve en moindre quantité ; elle eſt outre cela plus contractée & plus rétrècie, à cauſe des excrémens deſſéchés, durcis,& accumulés, qui l'irritent ; & ce rétrèciſſement peut non ſeulement exciter des maux venteux, mais il eſt capable quelquefois d'occaſionner la mort. Ainſi le fameux Boerhaave (a) a vû périr miſérablement un homme illuſtre , pour avoir ſupprimé les

(a) Boerhaav. prælect. in inſtitut. Med. edid. Halleri pag, 513. vol. 2.

efforts de la nature : cette imprudence
donna lieu à un amas si prodigieux d'excrémens en forme de boules, dans le sac
du cœcum , qu'on le trouva par l'ouverture du cadavre, aussi gros que la tête
d'un homme.

L'ÆTIOLOGIE DE LA PASSION FLATUEUSE.

98. La passion flatueuse (8) , c'est-
à-dire cette affection habituelle, dans laquelle les vents s'excitent si abondamment & si facilement , est produite &
entretenue par cet état de l'estomac &
des intestins, qui les rend extrêmement
susceptibles du resserrement spasmodique inégal , ou d'une atonie vague, ou
enfin d'une complication bizarre de tous
les deux. Cette disposition singulière du
canal alimentaire , consiste dans l'inégalité de son ton ou de son ressort, qui est
languissant dans une partie , tandis qu'il
est assez fort dans l'autre ; ou qui est trop
augmenté quelque part , lorsqu'il reste
ailleurs dans son état naturel ; ou qui
enfin devient plus grand dans un endroit,
& s'affoiblit en même tems dans un autre. Si le canal alimentaire est affecté
de l'une de ces trois maniéres, & que
l'on se nourrisse alors d'alimens flatueux
(58 & de 60 à 63), ou que l'on en

prenne d'autres en trop grande quantité, ou que l'on avale des liqueurs à la glace, ou qu'il survienne quelqu'une des causes que nous avons détaillées ; dans peu l'on verra paroître des maladies venteuses, comme des douleurs, des tranchées, la colique, des borborygmes, des raports enfin, & une explosion de vents par le bas, qui terminent ou qui soulagent le mal.

99. Mais en recherchant ici la cause principale & efficiente de la passion flatueuse, peut-être avons-nous tort de négliger, autant que nous le faisons, la matiére contenue dans les premiéres voyes. Ne pourroit-elle pas produire cette indisposition ? nous ne sçaurions le croire, & l'insuffisance de cette cause est attestée par la nature même de la maladie. Car comme elle est habituelle & constante, qu'elle apparence y a-t-il qu'elle dépende d'une matiére qui s'échape & qui varie tous les jours ? N'est-il pas plus naturel de l'attribuer à un vice fixe, permanent, & par conséquent attaché au conduit alimentaire. Il faut donc regarder tout ce qui est renfermé dans les premiéres voyes, plutôt comme des causes passagéres, éloignées, & antécédentes, qui en concourant avec la cause principale & essentielle (98), & quelquefois même seules, excitent des affections venteuses de différent genre.

100. L'atonie vague & partiale (85) du conduit alimentaire, est la principale cause de la passion flatueuse de la première espèce (9) : ce qui est prouvé par la nature du mal, qui est caractérisé par un gonflement incommode, & par des vents qui pour l'ordinaire ne sont point ou très peu douloureux. Quant au second genre de passion flatueuse (10), nous sommes très fondés d'établir la contraction spasmodique & inégale du canal membraneux, comme la cause essentielle & conjointe : les tranchées, les vives souffrances & tous les symptômes cruels qui accompagnent cette incommodité, en sont une preuve. Nous croyons enfin pouvoir attribuer avec raison la troisiéme espèce de passion flatueuse (11), au concours du relâchement & du spasme qui affectent des portions différentes du tuyau. L'admirable variété des symptômes, & l'opiniâtreté de la maladie, annoncent cette combinaison singuliére.

L'on prouve que le spasme & l'atonie peuvent concourir ensemble.

101. Plusieurs personnes seront peut-être surprises, que le spasme & l'atonie qui paroissent s'exclure mutuellement, s'associent pour ainsi dire ensemble, & siégent dans le même viscère. Mais leur

étonnement cessera, & elles concevront
aisément que cela peut arriver, si elles
font attention que ces deux vices se trouvent à la vérité dans le canal alimentaire,
mais qu’ils en affectent séparément des
portions différentes ; si elles se rappellent
tout ce qui a été dit plus haut (de 85 à
90) ; & si elles réfléchissent sur ce qui
se passe dans l’affection hypochondriaque
& hystérique, où il n’est point rare de
voir une partie resserrée & froncée par
l’éréthisme des fibres & des vaisseaux,
tandis que la voisine est relâchée, gor-
gée & tuméfiée par la congestion des liqueurs. Cette vérité peut être rendue sensible par des exemples. Ainsi dans la fiévre nommée épiale, ne sent-on pas en
même tems du froid & du chaud dans
l’habitude du corps, mais en différens
points ? N’observe-t’on pas quelquefois
en pratique, qu’une partie est douloureuse, brûlante, & agitée de mouvemens convulsifs, tandis que celle qui la
touche est froide, lâche, & presque paralytique. Cette complication de spasme
& de paralysie a été fort bien remarquée
par l’ingénieux Willis, lorsqu’il dit (a) :
»Or j’ai observé assez souvent, qu’à cause
»du mélange de matiéres morbifiques
»de différente nature, le malade étoit

____

(a) De morb. Cerebr. cap. 9. de Paralyf.

»attaqué en même tems, de mouvemens
»convulfifs & de paralyfie.« Le même
Auteur s'exprime ailleurs (*a*) d'une maniére encore plus précife, relativement à
notre objet. »Quant à la premiére efpèce
(l'affection convulfive univerfelle), »l'on
»s'apperçoit aifément que ces maladies
»ne font point fimples, mais compli-
»quées de fpafme & de paralyfie. Pourquoi donc ne pourroit-il pas arriver, que
dans un canal qui a tant de détours &
de courbures, & qui égale fix fois la longueur du fujet, il y eût quelques endroits
rétrècis par le fpafme, tandis que d'autres feroient relâchés & enflés par l'air
enfermé. Galien a penfé vraifemblablement que cela fe pouvoit faire, lorfqu'il
a dit (*b*) : »Vous avez vû auffi, que des
»intempéries inégales excitent fouvent
»des douleurs. Il en eft do même de
»l'abondance d'une vapeur crue & fla-
»tueufe, qui étant refferrée, diftend
»quelquefois les parties qui l'environnent,
»& quelquefois auffi s'échape avec vio-
»lence.

102. Si quelqu'un, peu touché de toutes ces raifons, en exigeoit de plus pré-
cifes & de plus fortes ; il eft jufte de le
fatisfaire, pour triompher de fa réfiftance.

(*a*) De morb. convulfiv. cap. 9.
(*b*) 4. de Loc. affect. F. 27. O. 4. claff.

1°. L'Anatomie nous apprend, comme nous l'avons remarqué plus haut (52), que le tuyau intestinal est tantôt plus large, & tantôt plus étroit ; que tantôt il se porte en bas, & tantôt en haut ; & qu'enfin il se fléchit & se recourbe une infinité de fois de différentes maniéres. Les parties des alimens dont la dissolution n'est point encore portée à son dernier dégré, mais seulement ébauchée, doivent donc séjourner plus longtems, dans les endroits du canal les plus élargis, & qui ont le moins de pente, les surcharger par leur trop grande quantité, ou les relâcher par leur substance aqueuse, huileuse, ou visqueuse : elles peuvent par conséquent en affoiblir de cette maniére le ressort, tandis que les autres parties du canal conservent à peu près la même force, ou en perdent beaucoup moins. Ainsi dans ce cas, quoiqu'il n'y ait pas, à proprement parler, spasme & relâchement en même tems, il regne dans le canal une inégalité de tension, qui équivaut à cette complication, & qui y rend très prochainement.

2°. Pour peu que l'on connoisse l'Anatomie, l'on sçait que le conduit intestinal est pourvû dans certains endroits, d'un plus grand nombre de fibres charnues, & qu'il en a moins dans d'autres. Il est naturel que les parties du canal les plus charnues, soient plus exposées que les autres, aux contractions spasmodiques. Ainsi ce fait anatomique, tout simple qu'il est, est encore une preuve que cette inégalité de ressort, que nous donnons pour principe de la passion flatueuse (11), se trouve assez facilement dans le tuyau alimentaire.

3°. Il se ramasse assez souvent dans les intestins, des mucosités, & des restes d'alimens visqueux, qui suivant l'observation de Stahl, portent dans leur sein, des parties âcres, & capables d'irriter. Ces matiéres sont donc en état de relâcher & d'engourdir les endroits où elles s'arrêtent d'abord, & d'exciter ensuite un éréthisme dans le voisinage, au moyen des molécules âcres qui se dévelopent par la chaleur & par plusieurs autres causes. Celle dont il s'agit ici, nous présente donc cet assemblage de deux vices, que nous avions à prouver.

4°. Nous avons prouvé plus qu'il ne faut, que l'éréthisme resserre inégalement le conduit intestinal. Mais ce conduit ne peut être retréci aussi souvent & aussi longtems par les spasmes, que l'air retenu & condensé entre deux, n'en distende & dilate toujours plus les parois. Ainsi les fibres membraneuses étant trop longtems ou trop fortement allongées & tiraillées, il faut nécessairement que leur tenſion s'énerve , & ſe détruiſe même. Le relâchement ſe joindra donc ici aux ſpaſmes.

5°. Nous avons mis hors de doute, que certains endroits des inteſtins ſont quelquefois plus relâchés & plus affoiblis que le reſte du canal : il eſt naturel que les matiéres animales & végétales dont on ſe nourrit , s'y arrêtent d'avantage ; que par leur ſéjour & par la force de la chaleur interne elles perdent leur caractère doux & naturel , & qu'elles y acquierrent une âcreté toujours nuiſible. Ainſi elles deviennent propres à agacer & à froncer les parties voiſines , qui étant plus tendues ſont plus ſuſceptibles de ce changement. Le ſpaſme ſe joint donc ici au relâchement.

6°. La cruauté & l'opiniâtreté de la paſſion flatueuſe ne cédent preſque à aucun remède ; ſouvent les relâchans & les toniques pris ſéparément l'effarouchent, tandis qu'elle ſouffre quelque ſoulagement par l'uſage de ces deux ſecours alliés enſemble. Ces faits que la pratique nous fournit, font voir manifeſtement, que ce mal eſt ſoutenu par une complication bizarre des deux vices oppoſés dont il s'agit ici ; complication difficile à combattre, & qui ne peut être adoucie ou détruite que par un mélange prudent & ménagé des deux eſpèces de remedes dont nous venons de parler.

7°. Après la mort de ceux qui étoient affligés de maladies venteufes, l'ouverture de leurs cadavres offre prefque conftamment à la vûe, des inteftins fort retrècis, & comme étranglés en certains endroits, & prodigieufement gonflés dans d'autres. Ceci eft prouvé par le témoignage de plufieurs Auteurs, furtout par l'obfervation que nous avons raportée de Platerus (27), & par une autre tirée des tranfactions Philofophiques (61). On en trouve une femblable dans Velshius (a); car il dit avoir trouvé le colon extrêmement diftendu par les vents dans prefque tout fon trajet, & l'extrémité qui fe joint au rectum fi retrécie, que la cavité en paroiffoit effacée. Ces obfervations bien pefées, atteftent & montrent, pour ainfi dire, encore après la mort, le concours fingulier de relâchement & de fpafme, qui caufoit la maladie.

103. Toutes ces raifons (101. 102.) portent fur le fondement le plus folide & le plus à défirér en matiére de Phyfique ou de Médecine, c'eft-à-dire fur le concert de l'expérience & de la faine théorie. En les réuniffant toutes enfemble, on prouve prefque jufqu'à la démonftration, que l'alternative ou le concours du

(a) Difputat. de Malo hypochondriaco.

fpafme

fpafme & de l'atonie, produit & perpé-
tue pour l'ordinaire la paffion flatueufe,
furtout quand elle eft en même tems hypochondriaque, comme il arrive prefque
toujours; & que cette caufe offre un principe très clair, d'où coule naturellement
l'explication de tous les fymptômes qui
accompagnent ce mal. Des Auteurs très
refpectables, comme Etmuller, Nee-
dham, Wedelius, Conringius, favorifent
ce fentiment; mais il n'a point de par-
tifan plus zélé que Frideric Hoffman (a).
Cependant cet illuftre Médecin ne donne
la complication de fpafme & de relâchement, que comme la caufe de l'affection hypochondriaque, & non de la fimple paffion flatueufe, à laquelle elle eft beaucoup
plus propre. D'ailleurs il ne dit pas un
mot des raifons que je viens de détailler
(102); & après avoir fuppofé plutôt que
prouvé & établi cette caufe, il explique
par fon moyen tous les fymptômes de
l'affection hypochondriaque.

104. Il convient de paffer ici fous filence les différentes caufes antécédentes
& éloignées, qui donnent lieu à la paffion flatueufe, pour ne pas tomber dans
des redites toujours inutiles & ennuyeu-
fes. Mais il ne fera point inutile d'obferver, que ces caufes varient infiniment,

____

(a) Medic. fyftem. Ration. tom. 4. cap. 6. de Malo hypochondriaco.

H

& que Galien même (*a*) ne disconvient pas, que l'affection hypochondriaque & flatueuse survient, *après que le cerveau a été attaqué de quelque indisposition accompagnée de beaucoup de chaleur , ou que tout le corps a été fort échauffé , ou qu'il a précédé quelque maladie inflammatoire , comme la phrénésie , & quelquefois lorsque les malades ont été exposés à beaucoup de sollicitudes , de chagrins , & de veilles.* C'est pourquoi ce grand Maître avertit en même tems, qu'il a guéri heureusement cette maladie , *par des bains fréquens , par une nourriture humectante & de bon suc , sans avoir employé aucun autre secours* Nous devons remarquer ici, que rien n'est plus propre à rendre les vents plus fréquens & plus dangereux, que de les retenir volontairement. Cette imprudence donne lieu à des tranchées, & à de trop fortes convulsions dans le conduit intestinal, surtout dans les tempéramens sanguins & pléthoriques. Les Stoiciens avoient donc quelque raison de penser, comme le raporte Cicéron , qu'il doit être libre de lâcher en tout tems des vents, tant par le haut que par le bas. Suétone (*b*) nous apprend dans la vie de Claude César,

_____

(*a*) 3. De loc affect. F. 19. D. class. 4.
(*b*), Cai, Sueton. Tranquill. Claudius V. n. 32.

que cet Empereur avoit eu le deſſein de donner un Edit, par lequel il fut permis d'accorder une libre iſſue aux vents pendant le repas, parce qu'un de ſes favoris avoit failli à périr, pour s'être contraint en pareille occaſion. Cet arrêt ſingulier eût été lâché infailliblement, ſi cette eſpèce de violence avoit été ſuivie de la mort, comme il y en a eu quelques exemples. Les Japonois & pluſieurs autres nations, ſelon le témoignage de Ten-Rhyne (a), ſouffrent les raports, & ont en horreur les vents lâchés par le bas, à moins que l'éruption ne ſe paſſe ſourdement & ſans bruit ; car ils ont les oreilles plus délicates & plus aiſées à offenſer que l'odorat. L'affectation immodeſte de rendre ſouvent des vents, ſe change quelquefois en habitude forcée, & en fait naître une ſi grande quantité, qu'il ſeroit dangereux de les retènir dans certaines occaſions. Il eſt donc aiſé d'accorder ici la ſanté avec la décence, & de n'agir ni contre l'une ni contre l'autre, en tenant un juſte milieu entre les deux excès que nous venons de blâmer.

105. Nous ne ſommes point tenus de rechercher ici les cauſes particuliéres de cette tumeur venteuſe des inteſtins que nous avons décrite (18) d'après les Mé-

____

(a) Willelmi Ten-Rhyne Diſſert. de Arthritide pag. 32.

moires de Péterſbourg. Elle doit être rapportée à l'emphyſème, dont nous ne devons pas parler dans ce Traité, mais qui ſera le principal objet d'un autre ouvrage. Il me ſuffira ſeulement de remarquer, qu'une tumeur de cette eſpèce occupant une certaine étendue des membranes inteſtinales, doit occaſionner bien des affections venteuſes, en retréciſſant le canal, & donner lieu à une eſpèce de tympanite, en portant en dehors les envelopes abdominales.

L'ÆTIOLOGIE DE LA TYMPANITE, ET SURTOUT DE L'INTESTINALE.

106. De toutes les affections venteuſes, il n'en eſt point, dont l'origine ſoit plus obſcure, & mérite par conſéquent mieux d'être éclaircie, que celle de cette tumeur ſtable & conſtante du bas-ventre, connue ſous le nom de Tympanite, & dont nous avons préſenté plus haut (de 19 à 33) un portrait aſſez fidelle. Si l'on en croît quelques Auteurs, la fermentation qui s'excite dans les premiéres voyes entre les humeurs hétérogènes, produit & entretient cette maladie. Les plus grands Partiſans de cette opinion, ſont Charles Delafont, Profeſſeur en la Faculté de Médecine d'Avignon (a), &

(a) Diſſertat. Medic. de Hydrop. Tympanite ſtudii Caroli Delafont.

un habile Profeſſeur de l'Univerſité de
Montpellier (*b*) , qui ont tâché de l'établir ingénieuſement. Nous ne pouvons
ſouſcrire à une idée que nous avons déja
combattue (36). Car quoiqu'il puiſſe
arriver, comme nous l'avons expliqué plus
haut (60. 61.), que l'efferveſcence & la
fermentation mal-à-propos confondues
enſemble par ces Auteurs , ayent lieu
dans les premiéres voyes ; il n'eſt pas
probable qu'elles puiſſent donner naiſſance à une enflure habituelle , conſtante
& permanente ; tout au plus pourroient-
elles exciter dans le bas-ventre un gonflement court & paſſager, une eſpèce de
météoriſme. Il ne paroît pas qu'il ſoit
permis de ſuppoſer une nature entiérement oppoſée dans la bile & dans le ſuc
pancréatique ; car ſi la bile eſt alcaline ,
comment le ſuc pancréatique qui coule
de la même ſource , c'eſt-à-dire du ſang,
pourroit-il être acide. Il ne naîtra donc
aucune efferveſcence du mélange de ces
deux liqueurs ; & quoiqu'elles tendiſſent
à l'acidité ou à l'alcaleſcence, avec tous
les autres ſucs digeſtifs, il eſt clair qu'elles
ne pourroient fermenter ou bouillonner
avec toutes ſortes d'alimens , ſurtout ſi
le canal étoit partout également libre
& fort dans ſa contraction. Car alors , ſi

(*a*) D. Henrici Haguenot Queſt. Medico-Therapeut.
an Tympaniti carminantia.

l'un ou l'autre de ces mouvemens venoit à commencer à cause de la grande disposition de certaines matiéres, il seroit assurément bientôt interrompu par le mouvement péristaltique augmenté, & l'explosion prompte & facile des vents dissiperoit bientôt le gonflement qu'il auroit pû occasionner. La fermentation & l'effervescence peuvent donc concourir avec les autres causes à perpétuer la tympanite, & même à la faire naître; mais elles seules ne peuvent jamais en être les causes prochaines & efficientes.

107. Nous ne saurions aussi adopter l'opinion de Willis (*a*), quoiqu'elle ait été embrassée par plusieurs Médecins du premier ordre (*b*), qui attribuent tous avec lui la tympanite, à la contraction spasmodique de toutes les membranes intestinales, qui retrècit les pores, & retient endedans les vapeurs qui devoient s'exhaler. Une simple raison toute simple renverse ce sentiment, c'est que si une contraction violente & permanente resserroit tout le paquet des intestins, la dilatation monstrueuse qu'ils souffrent dans la tympanite, deviendroit impossible.

(*a*) Thom. Willis opera Med. Tom. poster. sect. 2. cap. 4. de Tympanite.

(*b*) Bagliv. Prax. Med. liv. 1. de Hydrope sicco, pag. 81. Frider. Hoffman. Medic. system. Ration. tom. 4. pars 4. de Flatulentia. D. Hecquet in sua Medic. natur. & passim in aliis operib.

L'on ne peut donc admettre cette cause, qu'autant qu'elle précéde, & qu'elle dispose à la tympanite, ou qu'elle affecte inégalement le conduit alimentaire, c'est-à-dire qu'elle n'en occupe que certaines parties.

108. Je manquerois à la reconnoissance que je dois à l'ingénieux M. Littre, qui m'a fourni des observations si intéressantes sur la tympanite; si je n'éxaminois ici en particulier son sentiment sur l'origine de cette maladie (*a*). Il pense que les maladies longues & rébelles qui précédent la tympanite, gâtent le sang, & le dépouillent de sa partie subtile, spiritueuse & balsamique ; qu'en conséquence l'abord du fluide nerveux dans l'estomac & dans les boyaux , est moindre & plus languissant ; qu'ainsi le ressort de ces viscères est extrêmement affoibli, tandis que des sucs digestifs d'un mauvais caractère versés dans leurs cavités *s'aigrissent*, dit-il, par le séjour, excitent de grandes fermentations , & augmentent l'élasticité de l'air, qui surmontant aisément la résistance de l'estomac & des boyaux, les dilate extrêmemént, éleve par-là toutes les envelopes de l'abdomen, & cause enfin la tympanite. Plus d'une raison nous oblige à nous

____

(*d*) Mémoires de l'Académie Royale des Sciences, ann. 1713. sur l'Hydropisie Tympanite , par M. Littre, page 235.

refufer à ce fentiment. Car la tympanite eft fouvent la fuite de certaines maladies qui paroiffent plus propres à attirer l'érèthifme que le relâchement dans le canal alimentaire, comme font la paffion hyftérique, la colique venteufe, & la fuppreffion des règles. Une conftipation opiniâtre, & la fécherefle extrême des excrémens, font les avant-coureurs & les fymptômes de la tympanite ; ce qui affurément dénote plutôt l'aridité & le froncement des inteftins, que leur atonie. La naiffance de cette maladie eft annoncée par les douleurs les plus cruelles qui fe font fentir dans le bas-ventre, & qui peu après, lorfque le mal eft bien décidé, s'adouciffent pour l'ordinaire, & ceffent mêmequelquefois. Si le fentiment de M. Littre étoit fondé, comment eft-ce que la dilatation du conduit alimentaire, qui fe feroit lentement & fort aifément à raifon de fa foibleffe, pourroit exciter une vive douleur, lorfque la tympanite eft prête à paroître, ou qu'elle commence ? Ne fembleroit-il pas p'us naturel dans cette hypothèfe qu'il n'y eût point ou très peu de douleur au commencement, & qu'elle fe fît fentir dans le progrès du mal, lorfque la diftenfion du canal eft portée jufqu'à une certaine violence, ce qui eft tout-à-fait contraire à l'expérience. Ce-

pendant s'il fut jamais une efpèce de
tympanite exempte de douleurs & de
fouffrances, furtout au commencement,
nous convenons que la feule atonie du
canal en eft la caufe. Enfin fi la tympanite dépendoit uniquement du relâchement, elle ne réfifteroit point auffi opiniâtrément aux remèdes chauds, toniques & fortifians, & céderoit plutôt à
leur ufage qu'à celui des adouciffans &
des anodins : cependant l'expérience nous
apprend le contraire. Quoique l'opinion
de M. Littre foit affez bien réfutée par
toutes ces raifons, ne penfez pas que l'on
doive exclure du nombre des caufes de la
tympanite, une atonie vague & inégale du canal alimentaire. Nous établi-
rons plus bas, de quelle maniére elle
peut avoir lieu.

109. Mais avant de déterminer la
vraie caufe de la tympanite, l'on doit
faire attention à fon extrême rareté ; remarquer la nature des maladies dont elle
eft la fuite ; obferver exactement tous les
fymptômes qui la précédent & qui l'accompagnent ; examiner avec foin tout
ce qui eft utile ou nuifible dans le traitement ; & enfin confidérer avec les yeux
les plus attentifs, tout ce que l'ouverture
des cadavres des tympanitiques préfente
à la vûe. Toutes ces chofes mûrement
pefées répandront affurément un grand

jour, pour développer l'origine de la tympanite.

1°. La rareté de la tympanite, marque
que la cause qui la produit, est rare &
singuliére.

2°. Parmi les maladies qui dégénérent en tympanite, ou qui y préparent,
les unes troublent la circulation du sang
dans l'estomac & dans les boyaux ; comme des lochies qui coulent mal ou qui
sont arrêtées, la suppression des règles
ou des hémorrhoïdes, les obstructions du
foye, la jaunisse : d'autres attirent le
spasme & l'éréthisme dans les tuniques
intestinales ; telles sont la colique venteuse, la seconde espèce de passion flatueuse (10), l'affection hypochondriaque
& hystérique, un amas de vers, un ac-
couchement laborieux. Quelques-unes
enfin de ces maladies affoiblissent le canal alimentaire, & en diminuent le mouvement péristaltique, comme les longues
fiévres, surtout les intermittentes quartes,
les hémorrhagies abondantes, & tous les
maux qui abattent extrêmement les forces. Le défaut de compression & de ligature du bas-ventre après l'accouche-
ment, peut aussi produire ce dernier effet,
parce qu'en liant ainsi le bas-ventre, l'on
soutient la résistance des muscles abdominaux qui a été forcée, & par consé-

quent on aide la force contractile même
des inteſtins.

3°. La conſtipation, les tranchées, les
douleurs dans la région ombilicale , &
aux lombes , ſont les avant-coureurs de
la tympanite. Ces ſymptômes annoncent
la ſèchereſſe , la tenſion, la criſpation ,
& le violent tiraillement des fibres inteſtinales. Le gonflement prodigieux du
bas-ventre, qui vient après, la difficulté
de rendre des vents, qui l'accompagne,
& la douleur qui diminue ou qui diſparoît, marquent le reſſort affoibli du canal
alimentaire, qui céde à l'effort de l'air,
ſurtout dans les parties les plus dilatées.
La chaleur, la ſoif, la pareſſe du ventre,
les excrémens ſecs & durs, nous montrent qu'il règne dans tout le corps , &
ſurtout dans les premiéres voyes, un feu
ardent, & une grande ſèchereſſe.

4°. Les carminatifs trop chauds & les
purgatifs nuiſent pour l'ordinaire dans la
tympanite; les rafraîchiſſans, & les adou-
ciſſans, comme le petit lait, le lait d'a-
neſſe, le nitre, & les carminatifs légers',
ſoulagent au contraire ; ce qui ſemble indiquer la chaleur, la tenſion, & la criſpation, des fibres dans cette maladie.

5°. Enfin l'ouverture des cadavres des
tympanitiques offre à la vûe l'eſtomac &
les boyaux prodigieuſement gonflés dans
certains endroits, & reſſerrés, racornis,

& comme entortillés dans d'autres (27); d'où il eſt naturel de conclure, que la tympanite eſt entretenue par le retrèciſſement de certaines portions du canal alimentaire , & par la grande dilatation des autres. On a trouvé quelquefois par la même ouverture, les glandes du méſentère deſſèchées & engorgées par une matiére pierreuſe ; d'où l'on peut inférer qu'un obſtacle de cette nature, qui s'oppoſe au paſſage du chyle & de l'air qui s'y mêle, dans les veines lactées, peut avoir quelque part à la production de ce mal , ou dumoins en être la ſuite. On a ſouvent obſervé que le foye eſt obſtrué, par où il paroît vraiſemblable, que le rallentiſſement du ſang dans les vaiſſeaux méſentériques , & la ſuppreſſion du cours de la bile dans les inteſtins , peuvent concourir à la naiſſance de la tympanite. L'on doit pourtant remarquer prudemment, que cette obſtruction du foye, de même que celle des glandes méſentériques, peut autant être l'effet que la cauſe de la tympanite.

110. Quoique toutes ces remarques (109.) paroiſſent ſe combattre mutuellement, cependant ſi on les peſe avec toute l'attention & l'impartialité convenables , on ſentira qu'elles répandent ici beaucoup de lumiéres , pour découvrir la vraye cauſe méchanique & prochaine de

la tympanite. Il n'eſt pas douteux, qu'on doit la chercher uniquement , comme nous l'avons inſinué plus haut (54), dans un effort de l'air qui agit perpétuellement & conſtamment , avec plus de force, que la réſiſtance du tuyau membraneux ne peut en ſupporter ; car il eſt impoſſible que ce conduit ſoit porté à une ſi prodigieuſe dilatation , ſans que l'effort de l'air contenu n'excède de beaucoup la force de ſes parois. Nous avons dit (55) que cet excès a lieu de deux maniéres, ou ſi l'effort de l'air eſt réellement trop augmenté, ou ſi celui-ci reſtant le même , la réſiſtance du canal vient à diminuer. Si l'on avoit l'imprudence ſinguliére de ſe nourrir journellement, conſtamment , & abondamment, de ces alimens qui renferment dans leur ſein une grande quantité d'air (58), qui bouillonnent (60), fermentent (61), ou ſe putréfient (62) facilement & à la moindre cauſe, & que cependant les conditions néceſſaires pour la diſſolution intime des corps, pour l'effervescence, la fermentation ou la putréfaction, concouruſſent en même tems ; il eſt certain qu'il ſe feroit alors un dévelopement énorme & continuel de particules aëriennes, d'où naîtroit infailliblement la tympanite. Mais l'on ne peut diſconvenir, que cela n'arrive preſque jamais , & que l'augmentation du volume de l'air procurée de ces quatre maniéres, ne doit être regardée pour l'ordinaire, que comme une caufe fecondaire & accidentelle de la tympanite, & non comme l'effentielle & primitive. Car cette maladie étant habituelle, conftante, & opiniâtre, il faut néceffairement que fa caufe foit du même caractère. L'on eft donc plus fondé d'en fixer le fiége dans le canal membraneux, que dans des alimens qui s'échapent & qui varient infiniment. Ajoûtez à cela, que ceux-ci, furtout quand on n'en prend pas une quantité exceffive, ne peuvent fermenter, ni bouillonner, ni fubir quelqu'autre changement notable, fans le concours d'un vice dans les premiéres voyes. De-là vient que l'on dit proverbialement, que tout eft fain pour les gens fains.

111. Une foule de raifons tirées de l'hiftoire même de la tympanite (de 19 à 33), & des remarques que nous avons faites plus récemment (109), nous engagent à regarder comme la caufe la plus fréquente de cette maladie, l'effort exceffif de l'air, occafionné par le fpafme inégal, violent, & opiniâtre, de l'eftomac & des boyaux, & par la chaleur immoderée. Par exemple les tranchées & les fouffrances qui précédent la tympanite, & qui l'accompagnent dans fon com-

mencement, & même dans son progrês; la soif, le grand feu, la constipation, la sécheresse des excrémens, la tension & la dureté du pouls, qui s'y joignent; montrent évidemmeut que l'air est retenu, condensé, & rendu plus élastique par la cause que nous venons d'énoncer. Certaines maladies ausquelles la tympanite succéde (107. 2°.), & l'effet des remédes prescrits pour la combattre (109. 4°.), prouvent la même vérité. Le retrécissement spasmodique & violent occupant donc ou les deux orifices de l'estomac, ou le duodenum & la fin de l'ileum, ou la valvule du colon & l'extrémité du rectum; ou se trouvant en même tems dans tous ces endroits, avec une chaleur brûlante; l'air renfermé & comprimé se raréfiera prodigieusement, & causera une dilatation forcée des parties intermédiaires, dilatation qui sera constante & permanente, à cause de l'opiniâtreté du spasme & de la chaleur, & qui se confirmera d'avantage, & deviendra toujours plus grande, à mesure que l'air qui la produit, affoiblira & po tera au-delà de leur ton naturel les membranes intestinales. Dans cet état, presque tous les alimens deviennent venteux, parce retenus entre les parties froncées par le spasme, ils fermentent ou se putréfient suivant leur nature, ou du moins étant extrêmement raréfiés par la chaleur, ils font plus intimement diffous, & lâchent l'air qu'ils contenoient dans leur fein.

112. Le froncement fpafmodique & la chaleur exceffive, que nous avons établis pour caufes conjointes de la tympanite, naiffent de tout ce qui eft en état d'agacer, de pincer, d'irriter, & d'agiter longtems & violemment, le canal alimentaire, de le deffécher ainfi, d'attirer l'intemperie hectique dont parle la vénérable antiquité, & enfin de tendre, ébranler, & rendre plus vibratiles, les filets nerveux qui y font répandus. Ce qui eft capable de troubler le libre cours du fang dans l'eftomac & dans les boyaux, peut produire ce fpafme & ce feu dans les premiéres voyes. L'on voit par-là, pourquoi la fechereffe & les callofités inégales du conduit inteftinal, rendent la vieilleffe fujette à la tympanite. Ce qui n'a point échappé aux lumiéres de l'illuftre Aretée, qui en parlant des caufes de l'afcite & de la tympanite, s'exprime ainfi (a): »Mais ils ne font »point propres (les vieillards) à ramaf- »fer une grande quantité d'humeurs, »c'eft pourquoi ils font fouvent attaqués »de la tympanite. Tout ce que nous avons dit, nous fait auffi connoître clai-

(a) De fign. & cauf. diut. morbor. lib. 11. pag. 36. art. Med. princip. vol. 1.

rement, pourquoi les caufes que nous avons expofées (de 56 à 65), portées à un plus haut dégré de violence, de conftance, & d'opiniâtreté, excitent la tympanite; & pourquoi cette maladie fuccède fi fouvent à la petite vérole, à la rougeole, à la fiévre ardente, aux accouchemens laborieux, aux fauffes couches, à la paffion hyftérique & hypochondriaque, à la colique, à la fuppreffion des lochies, des règles, ou du flux hémorrhoïdal périodique.

113. Il eft une autre efpèce d'obftacle, qui peut augmenter l'effort de l'air, en groffiffant fon volume, & dont nous avons déja fait mention (109. 5°.). C'eft l'engorgement des glandes méfentériques, qui refufe le paffage au chyle, & à l'air qui s'y mêle en grande quantité. Car dans ce cas il faut que l'air fe ramaffe plus abondamment dans les inteftins, qu'il y foit plus comprimé, & par conféquent qu'il agiffe avec plus de force fur leurs parois. Peut-être même qu'alors les matiéres d'un mauvais caractére, qui s'accumulent dans les premiéres voyes, & le chyle qui y refoule des glandes méfentériques, dégénérant & fe corrompant par la force de la chaleur & par leur propre nature, fe changent en partie en flatuofités, c'eft-à-dire que tout l'air qui y étoit contenu fe dévelope & fe ré-

vivifie. C'est ainsi que se forme quelquefois cette espèce d'affection tympanitique, dont les enfans sont attaqués (32). Elle doit cependant plus souvent sa naissance à l'amas d'une humeur gluante, grasse & pituiteuse, qui surcharge l'estomac & les intestins, qui en relâche les fibres, les engourdit, & les rend presque paralytiques; qui bouche les orifices des veines lactées & des vaisseaux absorbans, & s'oppose ainsi à l'entrée de l'air, & de tout autre liquide. Il n'est donc pas surprenant, que les enfans dans une pareille disposition, tombent dans la maigreur & l'atrophie de tout le corps, qu'ils ayent en même tems le bas-ventre prodigieusement enflé & tendu, & qu'ils soient ainsi atteints d'une fausse espèce de tympanite.

114. La tympanite peut dépendre quelquefois en partie du relâchement inégal, & de la foiblesse du mouvement péristaltique des intestins. Certaines maladies dont nous avons parlé (109. 2°.), qui affectent le conduit alimentaire de cette maniére, & qui traînent après elle la tympanite, en sont la preuve. La raison est ici d'accord avec cette observation : car il est naturel que le canal étant atteint d'une atonie inégale bien décidée, l'air renfermé soit assiduement repoussé par les endroits les plus tendus

vers les plus foibles , qu'il s'y ramaſſe ,
qu'il y ſoit comprimé, & qu'acquérant
plus de reſſort , il produiſe inſenſible-
ment une dilatation conſtante & énorme
de l'eſtomac & des boyaux , & par conſéquent une enflure de même nature dans
tout le bas-ventre. Mais cette atonie inégale n'eſt point alors le ſeul vice des
premiéres voyes , le ſpaſme y eſt toujours
joint. L'hiſtoire détaillée de la maladie,qui
préſente des douleurs, des tranchées, un
grand feu , & une conſtipation opiniâtre,
annonce cette complication. C'eſt par
cette raiſon, c'eſt-à-dire par le concours
conſtant & bien établi du ſpaſme & du
relâchement , que la paſſion flatueuſe
longue & rébelle dégénere en tympanite,
comme il eſt aiſé de le conclure de ce
que nous avons dit plus haut (100.
101. 102.)

115. Cependant, s'il faut s'en rapporter ſur cette matiére au fameux Frideric
Hoffman (a), la ſeule atonie des inteſtins cauſée par le défaut ou la trop petite
quantité de bile , eſt en état de produire
la tympanite. Ce qu'il tâche de prouver
par une obſervation ſinguliére & rare ,
que l'on trouve dans les tranſactions
Philoſophiques (b), & que je vais tra-

(a) Med. ſyſt. rat. tom. 4, pars 4. de Flatulent. &
Tympanit.
(b) Tranſact. Philoſ. Societ. Reg. Londinenſ. ann
1730. n. 414.

duire du latin d'Hoffmann. »Un foldat
»reçut une bleffure, dont il mourut le
»feptiéme jour, après avoir fouffert dif-
»férens fymptômes. On ne trouva dans
»fon cadavre aucune partie interne d'of-
»fenfée, excepté la veficule du fiel, qui
»étoit légérement percée dans fon fonds,
»& qui s'étant totalement vuidée de bile
»par cette ouverture, étoit affaiffée &
»flafque. Il ne parut pas l'inflammation
»la plus légere dans aucun vifcère. Ce-
»pendant le conduit inteftinal étoit ex-
»trêmement étendu & enflé, & la bile
»dont tout le bas-ventre étoit innondé,
»l'avoit teint en jaune. La playe exté-
»rieure étoit féche....... Parmi les
» fymptômes les plus remarquables que
»l'on obferva dans ce bleffé, celui qui
»mérite d'être rapporté fe premier, eft
» fans contredit, l'enflure du bas-ventre,
»qui parut d'abord après la playe, & qui
»perfifta toujours dans cet état, fans au-
»cune augmentation ou diminution no-
»table, même après la mort, de maniére
»que ce bleffé fembloit être un tympa-
»nitique ou un afcitique. Cependant
»malgré cette grande dilatation du ca-
»nal alimentaire, qui caufoit l'enflure du
»bas-ventre, il ne put rendre aucun vent
»par le haut &c.« M. Hoffman affure
que l'on doit conclure de ce cas particulier, que la fécrétion non interrompue

de la bile fert infiniment à la confervation de la fanté , que cette liqueur par fon amertume tempérée & balfamique picotte doucement les membranes inteftinales, & les fortifie , qu'elle excite & entretient le mouvement périftaltique , & qu'enfin fon défaut donne naiffance à des maladies très graves, & furtout à la tympanite. Car , felon lui , l'on ne peut attribuer dans ce cas le gonflement du canal alimentaire à aucune autre caufe qu'à l'épanchement total de la bile ; & ce conduit privé de la préfence de cette liqueur prétieufe , a dû perdre fon reffort & fa contraction, & fe laiffer dilater au-delà de fon ton naturel, par l'air qu'il contient. L'ictère & les autres obftructions du foye peuvent donc, dans le fentiment de M. Hoffmann , avoir part à l'origine de la tympanite , en interceptant fimplement la fécrétion de la bile.

116. Doit-on conclure auffi facilement d'une pareille obfervation , que la feule atonie des inteftins foit en état de produire une vraye tympanite ? Non fans doute. Car il s'agit dans ce cas d'un gonflement fubit & fymptomatique du bas-ventre , & par conféquent d'une efpèce de météorifme , plutôt que d'une tympanite. D'ailleurs comment a-t-il pû fe faire, que cette tenfion naturelle & tonique des inteftins qui dépend de leur

reffort, & furtout de l'action du cerveau & du genre nerveux, foit tombée
tout d'un coup, & ait été abbattue, pour
un défaut momentanée de la bile que
fournit la véficule du fiel. N'eft-il pas
plus vraifemble & plus conforme à l'œ-
conomie naturelle du corps humain,
qu'une folution violente des mufcles épi-
gaftriques, du péritoine, & d'un follicule
membraneux & nerveux, ait caufé fur le
champ, à raifon de la proximité & de
la communication des nerfs, un fronce-
cement convulfif dans certaines parties
du canal alimentaire, qui a donné lieu
à la collection & à la compreffion de
l'air? La promptitude avec laquelle le
gonflement du bas-ventre fuivit la bleffure, en eft une preuve, de même que
la conftipation opiniâtre, que les purgatifs les plus forts, & les lavemens, ne
purent jamais vaincre pendant le cours
de la maladie. Enfin les efforts pour vo-
mir, & le hoquet qui font affurément
des fymptômes du genre convulfif, &
qui furvinrent un jour avant la mort,
fuivant le récit d'Hoffman, marquent
encore plus évidemment, que l'enflure du
bas-ventre étoit du même caractère. Je
demande pardon aux manes de cet homme illuftre, pour qui je conferverai toujours la plus grande vénération. Je ne
m'occuperois point ici à le combattre,

fi fon autorité n'étoit pas d'un fi grand poids en Médecine ; & je ferai toujours furpris qu'un Ecrivain fi éclairé & fi exact, qui en traitant de l'origine de la tympanite, l'attribue d'abord avec Willis (107) à l'état convulfif des premiéres voyes, un moment après en expliquant le cas du foldat bleffé, oublie que l'éréthifme & la convulfion font les effets naturels des playes des parties membraneufes & nerveufes, pour ne fe fouvenir que du défaut de la bile.

117. Il eft aifé de conclure de ce que nous avons dit (de 106. à 117), qu'il eft des preuves en faveur du fpafme, & d'autres en faveur du relâchement dans la tympanite. Au milieu de toutes ces raifons, qui femblent fe combattre mutuellement, eft-il permis d'établir quelque chofe de fixe & de certain? Le fpafme domine-t'il conftamment dans la naiffance de la tympanite? l'atonie y a-t'elle quelquefois le deffus? ou bien ces deux vices concourent-ils dans une parfaite égalité? Quoiqu'il paroiffe mal aifé de répondre d'une maniére fatisfaifante à ces queftions, je vais dire cependant ingénuement ce que j'en penfe. Il me paroît que la tympanite doit toujours fon origine à une complication de retréciffement fpafmodique & de relâchement, qui affectent différentes parties du canal

alimentaire. Le premier vice est toujours le dominant au commencement de
la maladie. Alors le relâchement est léger & commençant, souvent même ce
n'est autre chose qu'une foiblesse respective, c'est-à-dire par rapport aux parties
froncées par le spasme ; mais à mesure
que le gonflement devient plus considérable, & que le mal fait des progrès,
cette atonie augmente successivement &
peu à peu ; elle parvient jusqu'à égaler
le spasme, quelquefois même jusqu'à le
surpasser. Cette idée est assurément conforme à la raison, au caractère des symptômes de la tympanite, & surtout à
l'observation dont on a parlé plus haut,
par laquelle il conste que la douleur est
ordinairement plus vive & plus aigue
au commencement, qu'elle s'adoucit dans
la suite, & qu'elle cesse même quelquefois totalement. La rareté de la tympanite, & l'extrême difficulté que l'on
éprouve à la combattre, n'ont vraisemblablement aucune autre source, que le
concours singulier & constant des deux
causes que nous avons établies. Cependant, s'il se présente une tympanite, dans
laquelle la douleur soit assez légere, surtout au commencement, & les autres
symptômes n'ayent rien de fort cruel,
il y a apparence que l'excès d'atonie sera
plus grand que celui d'éréthisme. S'il se
formoit

formoit enfin une enflure venteufe du bas-ventre, qui devint conftante & habituelle, & qui augmenta peu à peu, le tout fans douleur & fans tranchées ; cette efpèce de fauffe tympanite, dont je ne contefte pas la poffibilité, mais dont on n'a aucune obfervation écrite, du moins qui me foit connue, naîtroit fans contredit de la feule atonie de l'eftomac & des inteftins. Nous avons déja fait plus haut le même aveu (108) : fi je le rappelle, c'eft le fujet qui m'y engage : cette répétition ne peut paroître déplacée.

Les caufes de la tympanite abdominale.

118. Jufqu'ici il n'a été queftion que de la tympanite inteftinale, comme il eft aifé de s'en apercevoir. L'abdominale dont il s'agit à préfent, a des caufes différentes & très difficiles à déveloper. Elle peut naître de la premiére. Par exemple fi les vents refferrés entre les endroits retrècis du canal alimentaire, en fe raréfiant fortement, & dilatant les orifices des veines lactées, fe frayent une route dans ces vaiffeaux foibles & délicats, ils les parcourront avec violence & effort, avant qu'ils ayent eu le tems d'être abforbés & décompofés, & pourront ainfi les déchirer, furtout s'ils les

trouvent engorgés , & qu'ils foient obligés de refluer latéralement. Alors le
chyle , la férofité, & l'air s'épancheront
dans la cavité du bas-ventre , & formeront une tympanite abdominale compliquée d'afcite , qui fera la fuite de l'inteftinale , & qui n'eft point auffi fréquente
qu'on l'a penfé. Auffi n'admettons nous
que comme poffible & très rare , cette
caufe qui a été déja propofée par d'autres (a).

119. Les membranes inteftinales portées au dernier dégré de dilatation par
l'amas & l'effort des vents , & devenues
extrêmement minces , peuvent à la fin
être abfolument déchirées , & répandre
l'air par cette ouverture dans la cavité
du bas-ventre ; ce qui arrivera plus facilement , fi ces membranes ont été
rongées par quelque âcre ou par la fup-
puration. De cette maniére la tympanite
abdominale peut fuccéder à l'inteftinale,
pour être bientôt terminées l'une & l'autre par la mort du malade. La raifon
paroît d'accord avec cette conjecture,
qui eft d'ailleurs appuyée fur une obfervation de Platerus (27). Mais cette caufe,
de même que la précédente (118), ne

____

(a) Plater. tom. 3. prax. lib. 1. cap. 3. Carol. Delafont, Differt. Med .de hydrop. Tymp. cap. 8. pag.
165. & feq. Joann. Bapt. Mazino Mechan. morb. pag.
68 & 69.

doit être considérée que comme possible & très rare ; car il est bien constaté, comme nous l'avons remarqué d'après M. Littre (23. observ. 6.), que les membranes de l'estomac & des intestins dans la tympanite sont pour l'ordinaire prodigieusement gonflées & très minces, & qu'elles sont en même tems assez fortes, pour résister à leur rupture, & refuser le passage à l'air, quelque grand que soit son effort.

120. Il est connu de tous ceux qui sont un peu instruits, que toutes les liqueurs du corps humain sont extrêmement disposées à la putréfaction. La nature a ménagé prudemment plusieurs causes pour empêcher & prévenir ce changement toujours funeste à l'œconomie animale, le mouvement progressif & moderé de ces liqueurs dans leurs vaisseaux, leur renouvellement presque continuel par le mélange d'un chyle laiteux', l'abondance du véhicule aqueux qui les délaye, enfin la prompte excrétion qui se fait par les couloirs de la peau, & surtout par ceux des reins, de la portion de liquide qui tend déja plus prochainement à se putréfier. Mais ces liqueurs n'échapent guéres à la putréfaction dont elles sont menacées par leur nature même, dès qu'elles sont extravasées. S'il arrive donc, que les vaisseaux

foient déchirés ou ouverts de quelque maniére que ce foit, que le fang, la férofité, la lymphe, le chyle, la graiffe, la bile, l'urine, le pus, l'ichorofité, fe répandent dans la cavité du bas-ventre; ces liqueurs étant là enfermées, & écartées des voyes de la circulation, battues continuellement par l'ofcillation des artères voifines, preffées par la contraction alternative du diaphragme & des mufcles abdominaux, perpétuellement agitées par le mouvement de plufieurs autres organes voifins, mais furtout échauffées par une chaleur confidérable, doivent prefque néceffairement fubir la putréfaction. Alors prefque toutes leurs parties deviendront alcalines volatiles, laifferont échaper l'air qui y étoit enfeveli, & les plus fubtiles d'entre elles mêlées & répandues pêle-mêle dans cet air révivifié, & ayant acquis, pour ainfi dire, une nature aërienne, formeront une vapeur élaftique, qui fe raréfiera violemment, & qui en foulevant ainfi les envelopes abdominales, donnera naiffance à la tympanite. La théorie n'a rien à oppofer contre cette caufe, & l'expérience en a prouvé déja quelquefois la vérité. L'on comprend par-là, pourquoi la tympanite peut fe joindre quelquefois à l'afcite.

121. Il eft clair par ce que nous avons

dit jufqu'ici, que la tympanite eft rarement une maladie primitive, mais prefque toujours fecondaire & fymptomatique, & que fon origine eft extrêmement obfcure. L'inteftinale pourroit-elle être quelquefois l'effet d'une abondante éruption, & d'un violent effort de l'air verfé par les canaux excrétoires? Cette idée n'eft contraire ni à la raifon ni à l'expérience : car fi l'air pour former l'emphyféme, peut brifer les liens qui le tenoient attaché à d'autres parties, s'élever & réfufciter pour ainfi dire du fein de nos liqueurs où il étoit enfeveli, fe ramaffer, fe frayer par le reffort qu'il recouvre, une route jufques dans les véficules du tiffu cellulaire, & les gonfler; pourquoi ce même air dévelopé par l'efficacité des mêmes caufes, ne fera-t'il pas en état de fe porter dans les vaiffeaux excrétoires des inteftins, de s'en échaper en abondance & avec impétuofité dans la cavité du conduit, de s'y accumuler, & d'en diftendre les parois (50. 6 j.) La tympanite abdominale peut-elle être quelquefois attribuée à un femblable dévelopement d'air, qui fortiroit des tuyaux ouverts dans la capacité du bas-ventre? Nous fommes fondés, furtout lorfque la maladie eft fimple, fans mélange d'afcite, d'établir cette caufe, non comme une vraifemblance appuyée

feulement fur le raifonnement que nous
venons de faire, mais comme une vérité prouvée par des obfervations réitérées (26. 27.).

122. Nous ne devons point ici paffer
fous filence ce qui a été déja propofé
& établi plus haut (29), favoir que
l'emphyfème des tégumens abdominaux,
du tiffu cellulaire du péritoine, des tuniques inteftinales, de l'épiploon, du
méfentère, & même des autres vifcères
du bas-ventre, eft en état de produire
une efpèce de tympanite. L'obfervation
que nous avons rapportée (18) d'après
les Mémoires de l'Académie Impériale
de Petefbourg, démontre que cela peut
arriver. J'en ai une autre preuve dans
l'exemple qui m'a été communiqué par
M. Pons, Médecin de la Faculté de Montpellier, mon intime ami, d'un homme
affligé d'une colique venteufe habituelle,
qui tendoit à la tympanite, & qui fe
faifoit fentir tantôt dans l'épigaftre, tantôt
dans la région ombilicale, quelquefois
dans la lombaire, & fouvent dans tout
le bas-ventre, à laquelle il fe joignoit
conftamment des tumeurs venteufes qui
s'élevoient au dehors fur la circonférence,
& qui répondoient à l'endroit où étoit la
douleur interne. Ces tumeurs étoient en
affez grand nombre, elles étoient un peu
plus groffes qu'un œuf de poule, légé-

tes, mobiles, élastiques, & faisoient du bruit quand on les pressoit ou quand on les frappoit ; en un mot elles réunissoient tous les caractères des tumeurs venteuses, des vrais emphysèmes ; mais elles disparoissoient d'abord après le paroxysme. L'histoire que nous détaillerons plus bas (152), d'une fille tympanitique, a beaucoup d'affinité avec ce dernier exemple, & vient encore à l'appui de la vérité dont il s'agit ici. D'ailleurs s'il est reconnu que le vent se ramasse quelquefois partout où se trouve la membrane cellulaire ; pourquoi cette collection venteuse ne pourroit-elle pas avoir lieu dans les parties dont nous avons parlé, qui sont pourvûes de cette membrane ? Nous ne nous mettons pas en peine à présent de rechercher les causes particuliéres qui donnent naissance à l'emphysème, ou qui occasionnent l'éruption de l'air des canaux excrétoires ouverts dans les différentes cavités. Ce travail épineux sera mieux placé dans un autre ouvrage, où l'on traitera des affections venteuses qui ont leur siége hors des premiéres voyes. Il nous paroît également inutile d'assigner des causes propres à la tympanite abdominale & intestinale tout ensemble ; elles coulent naturellement de l'étiologie établie, & la plus légére attention suffit pour les apercevoir.

I iv

123. Après avoir lû avec attention, & pelé bien murement le détail exact que nous avons donné jufqu'ici (de 3 à 123.), tant fur l'hiftoire que fur l'origine des vents, l'on fera en état de répondre fans héfiter aux queftions fuivantes. Quelles font les perfonnes les plus expofées aux affections venteufes? font-ce les pituiteux, les cachectiques, ou bien les fanguins, les bilieux & les mélancholiques? les vents naiffent-ils du vice de la matiére contenue, ou de celui du conduit alimentaire? faut-il accufer celui-ci de relâchement ou d'éréthifme? laquelle eft la plus fréquente de ces deux caufes? concourent-elles quelquefois enfemble? quelle eft celle qui domine dans le cas de cette complication finguliére? fe trouvent-elles quelquefois féparément? y a-t'il donc plufieurs efpèces de vents? eft-ce par fa foibleffe ou par fon excès que la chaleur peut y donner lieu? quels font les alimens flatueux? quels font les vrais remèdes contre les vents, & combien en compte-t'on? produifent-ils leur bon effet, en incifant feulement une humeur épaiffe & vifqueufe, & en ranimant la chaleur affoiblie? ou bien en rétabliffant le ton des parties relâchées, en relâchant celles qui font trop tendues & trop froncées, & en ramenant l'égalité de reffort & de contraction dans le canal

alimentaire, ou en abforbant l'air, mettant un frein à fon élafticité, & enfin en appaifant la violence de la chaleur.

CHAPITRE III.

DES SYMPTOMES DES AFFECTIONS VENTEUSES.

124. LEs affections venteufes préfentent un fi grand nombre de fymptômes furprenans & irréguliers, que nous pafferions les bornes que nous nous fommes prefcrites, fi nous voulions les expliquer tous en particulier. D'ailleurs cette entreprife feroit ennuyeufe & inutile. Car en examinant avec foin, tout ce qui a été dit des caufes des vents, on aperçoit bientôt, & fans être obligé à des recherches bien profondes, les raifons méchaniques de la plûpart de ces fymptômes. Je vais en éclaircir quelques-uns qui me paroiffent plus finguliers & plus embarraffans que les autres, pour ne pas faire le moindre écart du plan que je me fuis formé.

La naiffance variée & irréguliére des vents.

125. Premiérement il arrive affez fou-

vent aux hommes hypochondriaques &
aux femmes hyſtériques, que le bas-ventre ſe remplit tout d'un coup de vents,
dans le tems que le malade y penſe le
moins, & ſans qu'il y ait eu aucun avant-
coureur ſenſible de cet accident. Car
dans ces affections vaporeuſes qui ſont
l'une & l'autre comme un protée, le
ſyſtême nerveux eſt ſi tendu & ſi ſuſceptible d'irritation & d'ébranlement, que la
cauſe la plus légere & la moins ſenſible,
comme une paſſion de l'ame un peu plus
forte, la moindre colère, la plus petite
frayeur, un peu de contention ou d'inquiétude d'eſprit, un aliment un peu
plus âcre, ou plus ténace, ou plus venteux, des reſtes d'une digeſtion lente qui
ſéjournent trop longtems dans l'eſtomac
ou dans les boyaux, ſont en état d'exciter
ſubitement dans le canal alimentaire un
éréthiſme d'où les vents naîtront ſur le
champ. Mais ſouvent auſſi les vents ne
ſe ramaſſent que lentement; ce qui arrive lorſque la tenſion & la ſenſibilité du
genre nerveux ne ſont point ſi grandes,
& qu'il a beſoin par conſéquent d'une
action plus vive ou plus longtems ſoutenue des cauſes antécédentes (de 70 à
78) pour être ébranlé irréguliérement;
lorſque ces cauſes ſont trop légéres au
commencement, & qu'elles n'augmentent que peu à peu & ſucceſſivement;

lorsqu'enfin le mal tire son origine de l'atonie de l'estomac & des intestins. L'on comprend par-là , pourquoi dans les mêmes sujets la formation des vents est tantôt lente , & tantôt subite ; la disposition du corps ne peut pas être toujours la même chez eux , & l'énergie des causes ausquelles ils sont sujets , doit être nécessairement variée.

La douleur produite par le vent.

126. La douleur naît du tiraillement violent des filets nerveux, qui tend à les dissoudre , & qui est transmis jusqu'au siége de de l'ame. Elle répond par conséquent directement à la tension des nerfs, à l'action des forces qui les tiraillent , & à l'attention de l'ame , & réciproquement au tems employé dans le tiraillement, & à la grosseur , la densité & la longueur des fibres nerveuses (a). Il n'est donc pas surprenant que la douleur soit le symptôme ordinaire des maladies venteuses , dans lesquelles tant de causes concourent à distendre violemment & promptement un canal membraneux pourvû d'une infinité de filets nerveux presque toujours assez tendus. La variété des causes qui excitent & ramassent les vents , en doit

(a) Theoria inflammat. a D. Sauvages Profess. Med. Monsp. pag. 49.

mettre nécessairement dans la douleur qui les suit. Mais comme l'estomac & les intestins ont une communication bien établie avec toutes les autres parties du corps, au moyen du nerf intercostal & de la huitiéme paire, qui leur fournissent une grande quantité de filets; le tiraillement douloureux qui arrivera à ceux-ci, pourra se transmettre dans le moment jusqu'aux organes les plus éloignés. De-là naîtront des symptômes de différente espèce, des douleurs, des mouvemens spasmodiques, des tintemens d'oreille, des palpitations, &c.

127. S'il règne une très-grande tension dans tout le genre nerveux, & que par-là le conduit intestinal soit extrêmement sensible; si le canal est tellement froncé dans certains endroits, que les vents retenus, comprimés, & s'efforçant de se raréfier, agissent trop violemment sur ses parois; si les affections venteuses dépendent de l'irritation causée par les molécules roides, âcres, caustiques, des alimens, des médicamens, ou des venins, fichées dans la tunique nerveuse du canal alimentaire; si enfin un amas trop prompt & trop abondant de flatuosités, quelle qu'en soit la cause, produit une dilatation subite & excessive du tuyau; dans tous ces cas le malade sera tourmenté cruellement. Mais si au contraire

le fentiment des inteftins eft plus émouffé & moins délicat, à caufe du peu de tenfion du fyftême nerveux ; fi le froncement du canal n'eft point fi confidérable ; fi les vents ne font point tant condenfés, & fe raréfient avec moins d'effort ; fi le mal eft l'effet de l'atonie du conduit, ou des alimens aqueux, vifqueux & gras ; ou enfin fi les vents ne fe forment ni avec tant de promptitude, ni en fi grande quantité ; alors les douleurs feront fort légéres, ou le malade ne fouffrira qu'une diftenfion incommode.

La différente maniére dont les vents s'appaifent.

128. Nous avons déja expliqué (94 75), comment l'explofion des vents par le haut ou par le bas, termine laplûpart des maladies qu'ils occafionnent. Mais il paroîtra peut-être furprenant, qu'un paroxyfme d'affection venteufe accompagné d'un très grand gonflement du bas-ventre, s'appaife peu à peu, & fe diffipe entiérement fans aucune éruption de vents. C'eft cependant ce que la pratique nous apprend ; & je crois que cela arrive, lorfque le reffort des inteftins n'ayant été forcé que jufqu'à un certain point, fe rétablit doucement dans fa premiére égalité ; c'eft-à-dire lorfque les

fpafmes fe relâchent peu à peu, que les parties trop dilatées fe remettent lentement & fans impétuofité dans leur premier état, & qu'ainfi l'air qui auparavant étoit repouffé d'un endroit & accumulé dans l'autre, eft reçû librement partout, fans être chaffé dehors. Il eft bon de remarquer, que cela fe fera plus aifément ainfi, lorfque le mal aura fon fiége dans les inteftins grêles. Par exemple, fi c'eft l'iléum qui eft gonflé de vents, le froncement qui les y retenoit, étant appaifé, l'air ainfi dégagé de fa prifon, ne pourra-t'il pas fe répandre dans le jejunum & dans le duodenum, ou dans la large cavité du colon, fans être obligé de s'échaper au dehors. Peut-on foutenir que dans le cas que nous difcutons, l'air ainfi refferré & comprimé foit pouffé dans les orifices des veines lactées, par fon poids, par fa chaleur, par fon reffort, & enfin par la contraction des membranes inteftinales ? Cette conjecture eft appuyée fur ce que nous avons dit plus haut (116). Elle trouve un certain fondement dans cette quantité prodigieufe de bulles d'air qui s'élévent du chyle placé dans la machine du vuide, & qui femblent annoncer que les vaiffeaux lactées offrent un paffage libre & ouvert à l'air inteftinal, dumoins quand il eft mêlé avec le chyle & les liqueurs digeftives. On peut étayer

cette idée, d'une observation particuliére,.
(a) par laquelle il confte que dans l'ouverture du cadavre d'un homme mort
d'une tympanite inteftinale ,. on trouva
l'oreillette gauche & le ventricule droit.
du cœur gonflés d'air. Le fameux Ruyfch
a obfervé à peu près la même chofe
dans le cadavre d'une femme qui périt
fubitement. Mais deux exemples dont
nous avons déja parlé (122), prouvent
bien plus folidement, & femblent mettre fous les yeux, ce paffage de l'air inteftinal dans les vaiffeaux lactées , & de-là
dans le fang. Le premier a pour objet
une colique venteufe, dont les paroxyfmes cruels étoient accompagnes de plufieurs tumeurs emphyfémateufes dans la
circonférence de l'abdomen. Le fecond
eft tiré de l'hiftoire que nous donnerons
plus bas (152), d'une fille tympanitique,.
dans laquelle le gonflement du bas-ventre augmentoit prodigieufement par intervalles, & s'affaiffoit fouvent fans aucune
éruption de vents ; & alors, à mefure que
le ventre fe défenfloit, la malade étoit
tourmentée d'une douleur violente en
différentes parties du corps, du vertige
& de plufieurs autres fymptômes, & il
s'élevoit fur la circonférence de l'abdomen plufieurs tumeurs venteufes. L'ob-

____

(a) Acta Phyf. Med. vol. 1. obfervat. 46. Anato-
mia Tympanitici.

fervation que fait Hippocrate (*a*) dans l'hiftoire de Terpide la mere, a quelque analogie avec ces deux exemples. »Lorf- »que les douleurs affectoient le bas-ven- »tre, il s'enfloit ; & lorfque ces douleurs »s'apaifoient avec le gonflement , la douleur du cœur furvenoit &c.

Le globe hyftérique , le vertige.

129. Il n'eft pas permis d'omettre ici un fymptôme fameux & prefque effen- tiel de l'affection hyftérique, que nous avons déja décrit (13.) C'eft ce gonfle- ment venteux, qui reffemble à un globe, & qui montant du bas-ventre jufqu'au gozier, caufe un étranglement & une fuffocation aux malades. Il nous paroît qu'on ne peut l'attribuer qu'au fpafme, qui refferre fucceffivement quelques por- tions des inteftins, enfuite l'eftomac , & enfin l'œfophage, & qui repouffe ainfi l'air de bas en haut vers l'orifice fupé- rieur de l'œfophage, qui fe trouve auffi fermé par la convulfion de fon fphincter. L'air ainfi repouffé & comprimé , fera les plus grands efforts pour fe raréfier, caufera une diftenfion énorme de l'œfo- phage, preffera ainfi & retrècira la tra- chée artère qui le touche. Auffi n'eft-

(*a*) Lib. 7. Epidem. pag. 205. Litt. C.

ce qu'après que la contraction convulsive du muscle œsophagien a cessé, & qu'elle a donné lieu à l'éruption des vents, que l'étranglement disparoît, & que la malade se rétablit de cet état allarmant qui est souvent une mort apparente. M. Halles s'est assuré par plusieurs expériences, que l'œsophage se laissoit aisément distendre par l'air ou par l'eau, d'où il conclud avec raison (a), que ce canal gonflé par l'air repoussé de la cavité du ventricule, en passant entre le cœur & l'aorte descendente, peut comprimer celle-ci, occasionner par-là un abord plus abondant & plus impétueux du sang vers la tête, & exciter ainsi un vertige passager auquel les venteux sont extrêmement sujets.

Anxiété, palpitation, syncope, tumeurs, &c.

130. La pression que les plus gros vaisseaux sanguins de la poitrine ou de l'abdomen éprouvent de la part de l'œsophage, de l'estomac, ou des intestins gonflés de vents, peut être la source des symptômes les plus fâcheux : car lorsque

______

(a) Hæmostatique ou la Statique des animaux, par M. Halles, traduit de l'Anglois par M. de Sauvages, 23. Exper. sur la force de l'estomac. nº. 9. pag. 190.

les artères les plus confidérables & les plus voifines du cœur font ainfi comprimées & retrècies, le fang ne peut plus y être pouffé & les parcourir librement, & un obftacle qui eft fi près du cœur, l'empêche d'exprimer de fes ventricules la même quantité de ce liquide, ce qui donne naiffance à une anxiété incommode, à la palpitation, fouvent même à la fyncope. Mais fi la preffion des parties enflées porte fur les grandes veines, & furtout fi la veine-cave eft retrècie jufqu'à un certain point, il faut néceffairement que le retour du fang au cœur ceffe, que le mouvement de celui-ci foit fufpendu, & que la défaillance furvienne. La marche du fang veineux vers le cœur, étant ainfi interceptée, cette liqueur portée continuellement par les artères, fans être ramenée à proportion par les veines, s'accumulera au-deffous de l'obftacle, & furchargera les parties. La lymphe ne pouvant fe confondre comme à l'ordinaire avec le fang veineux, & continuer la même route avec lui, s'arrêtera, fe ramaffera, diftendra fes vaiffeaux prodigieufement, ou les déchirera, & fe répandra dans les efpaces voifins. Delà naîtront des inflammations, des œdêmes, & des tumeurs de différente nature, dans les parties inférieures. Le célébre Com-

mentateur de Boërhaave (*a*) rapporte
une très belle obfervation, dont le détail
abrégé mérite ici une place. Le malade
qui en eft l'objet, avoit été faifi, deux
femaines avant fa mort, d'une douleur
dans la jambe gauche; à cette douleur il
fuccéda une très grande enflure œdémateufe de la partie, accompagnée du froid
& de la lividité des doigts du pied, &
par conféquent de la menace d'une gangrêne prochaine. Le favant difciple de
Boërhaave, & un habile Chirurgien qui
voyoit le malade avec lui, foupçonnoient
qu'un abfcès caché qui comprimoit la
veine iliaque, étoit la fource de cette tumeur, mais ils n'ofoient prononcer fur le
fiége de cet abfcès. Toute la partie fut
envelopée de fomentations antifeptiques.
»Le jour fuivant, dit M. Wanfwieten,
»nous fûmes furpris de trouver beau-
»coup moins d'enflure, & plus de cha-
»leur dans la jambe affectée. Le malade
»& ceux qui étoient auprès de lui, nous
»apprirent qu'il avoit rendu beaucoup
»de vents avec bruit & impétuofité. A
»chaque heure, la tumeur de la jambe
»continua de diminuer, & dans l'efpace
»de deux jours, elle difparut entiére-
»ment, au moyen des légéres frictions

(*a*) Wanfwieten Comment in Aphor. Boërhaav. de
Cognofc. & Curand. Morb. tom. I. parag. 422.

»que l'on employa. Le cadavre ayant
»été ouvert, on ne découvrit aucun amas
»de pus dans les grandes cavités du corps;
»on trouva feulement dans le bas-ven-
»tre, l'inteftin colon fi diftendu par les
»vents, qu'il n'étoit point au-deffous,
»mais au-deffus de l'eftomac. La partie
»de cet inteftin qui eft placée dans le
»côté gauche, en defcendant de la rate,
»derriére les inteftins grêles, étoit fi
»refferrée qu'elle avoit à peine la grof-
»feur d'un pouce; mais dans l'endroit ou
»il fort de cette pofition, & reparoît en
»avant, on le voyoit encore enflé. D'où
»il paroît très vraifemblable, que cette
»portion du colon prodigieufement dif-
»tendue par les vents, en comprimant
»la veine iliaque gauche avoit produit
»la tumeur de la jambe du même côté,
»que l'explofion de ces vents fit difpa-
»roître. J'avoue, que fi je n'avois vû
»tout cela dans ce cadavre, j'aurois eu
»bien de la peine à croire, que des vents
»puffent comprimer une veine fi confi-
»dérable, de maniére à occafionner un
»état auffi voifin de la gangrêne.

L'inflammation de l'eftomac ou des
inteftins.

131. Les vents, en preffant plus immédiatement les vaiffeaux fanguins qui

arrosent l'estomac & les boyaux, en retrécissent le diamètre, & peuvent ainsi
gêner le cours du sang dans ces viscères,
& y occasionner une inflammation. Les
affections venteuses seront plus aisément
suivies de ce symptôme redoutable, si
les sujets sont pléthoriques & sanguins,
& privés d'une évacuation accoutumée,
ou lorsque la fiévre se met de la partie.

*Le changement des parties voisines, dans
leur situation, leur connéxion, leur con-
texture, leur volume, & leur figure.*

132. Souvent un gonflement venteux
extraordinaire de l'estomac & des boyaux,
en comprimant & repoussant violemment
les parties voisines, les a dérangées de
leur place, en a changé le tissu, en a
resserré le volume, & les a liées plus
étroitement, quelquefois même contre
nature, les unes aux autres. On lit, si
je ne me trompe, dans les Actes de l'A-
cadémie des Curieux de la nature, l'observation d'une matrice, qui fut déplacée
& poussée au dehors, par la violence
qu'elle éprouva dans son corps & dans
ses ligamens larges, de la part des intestins extrêmement enflés de vents. La
vessie, l'épiploon, les intestins même, &
quelques autres viscères, peuvent de cette
maniére, perdre leur situation naturelle.

Nous avons vû dans le cadavre de la femme tympanitique , dont l'hiſtoire a été expoſée (28) , comment l'air qui avec le liquide placé au-deſſous, ſoulevoit l'abdomen avoit rapétiſſé , & repouſſé en haut & poſtérieurement, les inteſtins , & comment l'épiploon preſſé , devenu plus épais , & replié en forme de capſule , les tenoit envelopés. Des obſervations de cette eſpèce ſeroient ſans doute plus fréquentes , s'il étoit permis d'ouvrir & d'examiner attentivement tous les cadavres des malheureuſes victimes des affections venteuſes longues & opiniâtres.

La crainte de la mort , ſymptôme de la paſſion flatueuſe.

133. Telle eſt la loi portée par l'être ſuprême dans l'union de l'ame & du corps, que les affections ſe tranſmettent, pour ainſi dire , réciproquement de l'une à l'autre. Ainſi, puiſque la paſſion flatueuſe eſt variée par tant de ſymptômes cruels, puiſqu'elle réſiſte opiniâtrément aux remèdes les mieux choiſis & les plus apropriés , il ne ſera point ſurprenant, que l'eſprit qui veille ſans ceſſe avec attention , à la conſervation du corps , tombe à ce ſujet dans la triſteſſe & dans l'inquiétude; plus le paroxyſme venteux ſera.

violent, pius l'allarme sera grande ; & si
les accidens continuent à se multiplier,
& ne donnent presque point de relâche,
le malade sera dans une crainte continuelle de périr. Que sera-t'il permis à
l'ame de tenter, pour détourner la ruine
dont le corps paroît menacé ? Presque
rien. Les armes lui manquent ; & une
contention trop vive, ou un trop grand
effort de sa part, ne peuvent qu'aigrir
le mal & augmenter le danger. Elle
n'aura donc pour partage, que la frayeur
dont elle est frappée, qui la jettera dans
le trouble & dans l'égarement. Mais
qu'elle appaise ses craintes & ses solici-
tudes, qu'elle porte ailleurs ses vûes, &
que prudemment elle livre tout aux forces méchaniques du corps ; c'est à elles
seules, secondées par une main habile,
qu'il appartient de soulager les maladies
venteuses, si toutefois elles sont susceptibles de cet amandement, quand elles
ont été portées au dégré de violence
& d'opiniâtreté dont il s'agit ici. Dumoins est-il sûr que jamais le succès des
secours que l'on employera, ne sera plus
heureux, que lorsque la trop grande attention de l'ame ne le croisera point, &
se tournera plutôt vers d'autres objets.
Il convient cependant d'ajouter ici, que
cette terreur & le trouble sont encore
l'effet de l'ébranlement violent & irré-

gulier des fibres du cerveau, qui dépend de leur fécherefse & de leur tenfion. Mais les contentions de l'efprit ont eu beaucoup de part à cet état du cerveau.

La faufse imagination d'un animal enfermé dans les entrailles.

134. Quelquefois les fecoufses des fibres du cerveau font portées à un tel dégré de violence & d'irrégularité, & la frayeur & l'égarement de l'efprit qui en font la fuite, vont fi loin, que le malade croît porter dans fes entrailles un animal vivant, au lieu d'un vent qui court çà & là, & qu'il a l'efprit continuellement frappé de l'horreur de loger un hôte de cette efpèce qui fe proméne dans fes vifcères & qui les ronge. Les éphémérides d'Allemagne de l'Académie des Curieux de la nature nous fournifsent un exemple de ce fymptôme fingulier. C'eft l'obfervation 173 du tom. 2. On la doit à M. L. Auguftin Herman. Elle a pour titre, *Humeurs âcres & Vents pris pour un vers dans l'eftomac*, & elle eft rapportée en ces termes. »Un homme »plus que féxagénaire, maigre & pâle, »dans l'efpace de quatre ans, fouffrit dif- »férentes douleurs autour de l'hypochon- »dre droit, eut aufsi des vomifsemens, »des hoquets, des raports, il lui fut im- »pofsible

»poſſible de ſe nourrir d'alimens ſolides,
»tous lui nuiſoient également âcres ou
»doux ; il ſe réduiſit à ne prendre que
»du bouillon. Dans ce triſte état il
»implora le ſecours de bien des gens,
»qui lui preſcrivirent des purgatifs forts,
»dont l'uſage augmenta le mal. Il ſe
»plaignoit ſurtout d'avoir ſon eſtomac
»habité par un vers vivant, qui par in-
»tervalles grimpoit dans l'œſophage, au
»moyen de ſes pattes crochues, & lui
»cauſoit des anxiétés & des lipothymies.
»Il diſoit qu'il pouvoit l'empêcher de
»monter, en ſe preſſant la poitrine. Il
»dépeignoit ce vers, comme un lézard
»à deux têtes, avec un corps ovale, &
»une queue tortueuſe ; il en deſſina la
»figure un peu avant ſa mort, & pria
»en même tems, que l'on fît l'ouverture
»de ſon cadavre. La poitrine & le bas-
»ventre ayant été ouverts, on trouva le
»foye adhérant par ſa face concave, à
»l'eſtomac, dans la région du pylore, de
»maniére qu'on ne put l'en ſéparer ſans
»en déchirer la ſubſtance, & ſans y faire
»un trou, par où des vents extrême-
»ment puants s'échapérent avec bruit
» & ſifflement. Après avoir lié les deux
»orifices de l'eſtomac, on fit une inci-
»ſion tranſverſale de l'un à l'autre, le
»long de ſon dos ; on ne trouva rien
»d'animé, mais ſeulement une matiére

K

»fanguinolente & fétide ; le fphincter
»du pylore étoit ulceré, & embarraffé
»par plufieurs excroiffances glanduleu-
»fes, livides, noires, très puantes, qui
»bouchoient le paffage aux alimens, &
»qui admettoient à peine un petit ftilet.
»La véficule du fiel étoit plus en-
»flée qu'à l'ordinaire ; le pancréas étoit
»fec & dur ; tous les inteftins étoient
»vuides & gonflés, furtout cette cour-
»bure du colon qui eft entre la rate &
»le rein gauche, & le cœcum. Une
»portion de la rate, de la groffeur du
»poing, étoit noirâtre &c. On demande
»qu'eft-ce qui en a impofé au malade,
fous l'idée d'un lézard ? Herman conjec-
»ture que c'étoient des vents. La conjecture d'Herman eft très fondée, &
mérite d'être regardée comme une vérité
bien prouvée: car quelle autre chofe,
qu'un vent qui fe portoit par intervalles
en haut, auroit pû imiter un animal
vivant grimpant fur l'œfophage, & en
impofer ainfi au malade effrayé? Dans ce
cas, le paffage du pylore étant fermé par
tant de tumeurs qui l'occupoient, & par
la preffion du foye adhérant à la portion
voifine de l'eftomac, celui-ci étant continuellement irrité & froncé par l'exul-
cération & par la préfence des humeurs
âcres, le fpafme devoit fe porter fucceffivement jufqu'à l'œfophage, & repouf-

fer l'air en haut, comme par ondées, &
par une forte de mouvement vermiculaire. Alors la partie du tuyau la plus
inférieure & retrècie par l'éréthifme,
ayant quelque reffemblance avec une
queue, celle qui immédiatement au-
deffus étoit dilatée par les vents, ayant
du raport avec un ovale, & enfin la plus
fupérieure n'étant ni auffi refferrée que la
premiére, ni diftendue comme la feconde, & imitant en quelque façon la tête,
donnoient lieu à la fauffe idée de la préfence du lézard. L'imagination frappée
du malade ajoutoit aifément les autres
traits. Les rapports que le malade avoit,
& l'effet de la preffion de la poitrine,
qui empêchoit le prétendu animal de
grimper, prouvent que les vents étoient
la caufe de ce fymptôme bizarre ; & l'air
très puant qui fortit avec bruit & fiffle-
ment de l'eftomac percé, démontre cette
vérité.Sennert (a) rapporte d'aprèsSchen-
kius (b) une obfervation femblable, d'un
homme qui un peu avant d'être atteint
de l'afcite dont il périt, toutes les fois
qu'il entreprenoit de manger, ou qu'il
vouloit s'endormir, étoit faifi d'une fi
grande difficulté de refpirer, que dans le
premier cas il étoit obligé de rejetter

____

(a) Lib. 5. obfervat. 126.
(b) Lib. 5. part, 6, cap. 4. de Tympan.

K ij

de fa bouche l'aliment à demi mâché. Le malade affuroit, que dans ce tems il fentoit autour des hypochondres , une certaine palpitation, comme s'il portoit dans fes entrailles un animal en vie. Sennert attribue avec raifon ce fymptôme aux vents,

Les fonges de chofes légéres , de la courfe, de la volée , &c.

135. Ce que nous avons dit de l'inquiétude & de la crainte (133) , qui accompagnent quelquefois les affections venteufes , nous conduit naturellement à raporter un fymptôme, que laplûpart des meilleurs Auteurs mettent au rang des fignes diagnoftics de l'abondance des vents. Ceux qui en font affligés, difent-ils, ont pendant le fommeil des fonges de chofes légéres, d'une courfe rapide, par exemple, d'une volée, quelquefois d'une tempête, & d'un tonnerre. Quoique ce fymptôme foit un peu douteux, & qu'il paroiffe d'abord qu'on feroit affez fondé de le regarder comme une fable, cependant je penfe que fans être perpétuel, il peut fort bien avoir lieu quelquefois, & il mérite par fa fingularité d'être expliqué. Pour le faire d'une maniére folide, il faut remarquer avec foin, que les idées qui s'excitent fouvent

pendant le sommeil, sont celles qui dans le jour ont frapé l'esprit plus vivement, plus fréquemment, ou assiduement. Le cerveau étant comprimé & relâché quand on dort, les voyes qui tendent aux fibres médullaires, sont pour ainsi dire fermées, le liquide spiritueux trouve trop de résistance pour y pénétrer, il se porte plutôt en abondance dans des routes plus ouvertes & plus frayées, qui conduisent aux fibres dont l'ébranlement a été plus fréquent, plus fort, ou a duré plus longtems, & le renouvelle ainsi facilement, de même que les idées qui y sont attachées. Ce n'est donc point le Ciel qui nous envoye les songes, tandis que nous sommes dans les bras du sommeil; nos passions familiéres & dominantes en sont la source ordinaire, chacun fait les siens, & l'on répéte presque toujours dans les ténébres de la nuit, ce qui s'est passé dans le jour, comme le dit élégamment Pétrone. Ainsi, de même qu'un guerrier dans ses songes, enfonce les bataillons ennemis, & qu'une maîtresse peint sa passion à son amant; un pauvre malade venteux, si souvent tourmenté, lorsqu'il veille, des vents qui courent çà & là, tantôt avec bruit & impétuosité, tantôt plus doucement & dans le silence, dont l'esprit est malgré lui presque continuellement occupé de ce mal incommode, qui souvent se renouvelle même dans le sommeil, aura alors des songes qui auront une grande analogie avec les vents.

QUELQUES SYMPTÔMES DE LA COLIQUE VENTEUSE.

L'Ictère.

136. Si dans la colique venteuse le froncement spasmodique des intestins, mais surtout du duodénum, est porté à un certain dégré de violence, il passera facilement, à raison de la proximité & de la communication des nerfs, dans le canal cholédoque, dans les conduits cystique & hépatique, & dans les tuyaux biliaires qui se terminent à ce dernier. Tous ces canaux étant ainsi froncés par l'éréthisme, & comprimés par le duodénum gonflé de vents, la sécrétion & le passage de la bile doivent être interceptés; cette liqueur se ramassera au-dessus de l'obstacle, refluera dans la masse du sang par les racines de la veine-cave, infectera toutes les humeurs, & par conséquent tout le corps de sa couleur jaune. C'est ainsi que l'ictère se joint à la colique venteuse; ce qui arrivera plus promptement si une forte colère augmente la crispation des vaisseaux, ou s'il

y avoit déja un engorgement précédent dans les tuyaux biliaires.

La passion Iliaque.

137. Les intestins sont quelquefois tellement retrècis par le spasme ou par quelque autre cause, que les matiéres ne peuvent plus passer par le bas. Il faut alors nécessairement, que l'air, les liqueurs digestives, la masse alimentaire, le chyle, les excrémens, se ramassent au-dessus de l'obstacle. De-là naîtront d'abord des raports fétides; & lorsque ces matiéres accumulées auront tiraillé & agacé les intestins jusqu'à un certain point, ceux-ci se contracteront plus violemment, & ne pouvant cependant vaincre la résistance inférieure, les obligeront à refouler dans l'estomac. Ce viscère, naturellement sensible, en sera aussitôt surchargé, distendu & irrité, il se révoltera pour ainsi dire à leur approche, entrera bien vîte en convulsion, & mettra en jeu le diaphragme & les muscles abdominaux; il s'excitera ainsi un vomissement violent & féculent, accompagné de douleurs & d'inquiétudes cruelles, mal affreux, connu sous le nom de passion iliaque ou *Miserere*. Il peut se joindre d'une autre maniére aux affections venteuses; car les intestins trop long-

tems gonflés par les vents, s'affoiblissent
enfin & perdent leur reffort, foit à caufe
de leur trop longue diftenfion, foit à
caufe de la trop grande preffion que fouf-
frent leurs filets nerveux. Ils ne peuvent
donc plus recouvrer leur contraction naturelle, ils deviennent prefque paralytiques, leur dilatation augmente chaque
jour, & forme une efpèce de fac, dans
lequel les alimens s'accumulent, féjournent, fe putréfient, ou dégénérent de
quelque autre maniére ; alors la partie
voifine de l'inteftin qui n'eft point enflée,
mais plutôt refferrée & prefque bouchée,
s'engage dans l'endroit élargi. C'eft ainfi
que la paffion iliaque furvient accompagnée d'une fuite nombreufe de fymptômes fâcheux. Si l'on fouhaite d'être
plus amplement inftruit des caufes de
cette maladie cruelle, on les trouvera
expofées avec autant de jufteffe que d'é-
rudition, quoique dans un goût différent,
dans deux belles Differtations que l'on
doit à deux Profeffeurs de la Faculté de
Montpellier (a).

*Le ferrement de la poitrine, la difficulté
de refpirer, la défaillance.*

138. Lorfque les vents ne peuvent fe

<hr>

(a) D Chirac, Differt. Med. de Ileo. D. Henr. Haguenot, Quæftio Med. an vomitus fœculentus in Paffio-
ne Iliaca ab antiperiftaltico inteftinorum motu.

faire jour par le bas , l'eſtomac & les
inteſtins qui en ſont gonflés , s'oppoſent
à la libre contraction du diaphragme, &
preſſent les vaiſſeaux ſanguins du bas-
ventre, qui alors ſont preſque toujours
froncés par le ſpaſme ; par-là le ſang ſe
porte plus abondamment dans la poitrine , & les vaiſſeaux pulmonaires en
ſont ſi ſurchargés , qu'ils offrent à l'impulſion du cœur une réſiſtance preſque
inſurmontable. De-là naiſſent le ſerrement de la poitrine, la difficulté de reſpirer, la défaillance, la ſyncope, la palpitation , qui accompagnent ſouvent la
colique venteuſe. Mais une autre cauſe
a beaucoup de part à ces ſymptômes,
c'eſt l'ébranlement du genre nerveux ,
qui affecte facilement les nerfs cardia-
ques & pulmonaires, & qui excite une
criſpation dans le tiſſu du poumon , dans
les oreillettes du cœur , ou dans ſes ventricules , ou enfin dans les deux maîtreſ-
ſes artères qui en partent. Peut être qu'un
air paſſé rapidement des premiéres voyes
dans le ſang, comme nous l'avons expliqué (128), contribue beaucoup à produire tous ces accidens.

Les différentes douleurs de tête, les con-
vulſions, & l'apopléxie.

139. Le libre cours des liqueurs étant

gêné dans le bas-ventre, & même dans la poitrine, comme nous l'avons remarqué (138), furtout lorfqu'un gonflement prodigieux de l'eftomac, des inteftins, ou de l'œfophage, comprime & retrècit fenfiblement l'aorte defcendante; il faut que le fang fe porte à la tête en plus grande abondance & avec plus d'impétuofité, qu'il force le ton de ces vaiffeaux, & qu'il les engorge, comme nous l'avons dit plus haut (129). Cette congeftion fubite & violente du fang dans les parties fupérieures & furtout dans le cerveau, peut être la fource non-feulement du vertige (129), mais encore des douleurs tenfives & gravatives de la tête, de la migraine, du tintement d'oreille, des convulfions, & même de la meurtriére apopléxie. Il faut cependant obferver avec foin, que prefque tous ces maux fymptomatiques, au dernier près, peuvent être occafionnés par la fecouffe forte & irréguliére du fyftême nerveux.

SYMPTÔMES DE LA TYMPANITE.

La douleur du nombril & des lombes.

140. Les principaux fymptômes de la tympanite, méritent bien ici un éclairciffement particulier. Commençons par les fouffrances de l'abdomen, qui en font les avant-coureurs les plus conftans. Pour

en rendre raifon, il faut d'abord remarquer, que la lame interne, c'eft-à-dire la vraye lame membraneufe du péritoine, eft étroitement adhérente au nombril, que poftérieurement fon repli intérieur donne naiſſance aux deux feuilles du méfentère, qui en s'élargiffant & embraffant les inteftins, en forment la membrane extérieure. Cela pofé, les vents ne peuvent être retenus par le refferrement fpafmodique, & diftendre avec force les parois du tuyau membraneux, fans qu'il arrive un tiraillement violent, d'abord dans les tuniques inteftinales, enfuite dans les deux lames du méfentère collées aux lombes, & enfin dans dans tout le péritoine intimement attaché au nombril. De-là naiffent ces cruelles tranchées & ces douleurs au nombril & aux lombes, qui précédent la tympanite, & qui l'accompagnent toujours dans fes commencemens. Obfervons cependant ici, que cette vive douleur qui. fe fait d'abord fentir dans la région ombilicale, n'a pour l'ordinaire fon fiége que dans les inteftins grêles, & qu'elle dépend uniquement, felon toutes les apparences, de leur dilatation trop violente, qui enfuite augmentant de plus en plus, intéreffe fucceffivement les deux lames du méfentère, & le péritoine, & qui dès le commencement eft en état de pouffer en

K vj

avant, la partie de celui-ci qui tient au nombril. Mais si la tympanite est abdominale, l'air ramassé & retenu dans la cavité du bas-ventre, étend & tiraille immédiatement le péritoine qui lui sert d'enceinte, & doit par conséquent exciter des douleurs dans les lombes, & dans le nombril.

La diminution de la douleur, dans le cours de la maladie.

141. A mesure que le mal fait des progrès, il arrive assez souvent que les douleurs s'appaisent, & même qu'elles cessent quelquefois : ce que l'on peut attribuer à l'excès de l effort de l'air, qui étendant peu à peu les membranes, en affoiblit insensiblement le ressort, & les relâche au point qu'elles deviennent susceptibles d'un plus grand allongement, sans en éprouver la moindre violence. C'est ainsi que le gonflement du canal alimentaire est quelquefois porté si loin, qu'en occasionnant une pression prodigieuse & égale des filets nerveux, il prévient absolument le retour de la douleur. On observe cependant assez fréquemment, que le ton du tissu membraneux de ce conduit n'est point tellement énervé, que les tourmens ne se renouvellent de tems en tems, surtout lorsque

les vents se ramaſſent en plus grande quantité, ou lorſqu'ils viennent à être trop échauffés, & à ſe raréfier avec plus de force.

La difficulté de rendre des vents.

142. Les tympanitiques ne peuvent qu'avec peine, malgré tous leurs efforts, mettre quelques vents hors du corps, ſoit parceque les obſtacles, qui les y retiennent, oppoſent une réſiſtance trop grande & preſque invincible, ſoit parceque les parois du canal membraneux, portés au-delà de leur ton naturel, ne peuvent preſque plus ſe contracter & repouſſer l'effort de l'air qui les dilate. Il n'eſt pas rare cependant, que le reſſort des membranes n'étant point totalement détruit, ſe ranime au point de chaſſer quelques vents, ou que le reſſerrement ſpaſmodique ſe relâchant quelque peu, ou venant à être forcé en quelque ſorte par la raréfaction de l'air, il ſurvienne une exploſion. Mais le pauvre malade n'en eſt ſoulagé que légérement & pour un inſtant, & le volume du bas-ventre n'en eſt point affaiſſé, parce que la cauſe qui retrécit certaines portions du canal & retient ainſi l'air, eſt trop rébelle, & que la place des vents lâchés ou exprimés, eſt auſſitôt occupée par ceux qui ſe

raréfient, ou par ceux qui fe forment de nouveau.

La conſtipation.

143. La conſtipation du ventre eſt extrêmement opiniâtre dans la tympanite, ſoit parce que le tuyau inteſtinal eſt trop deſſèché, ſoit parce qu'il eſt trop froncé & retrèci dans ſa partie inférieure, ſoit parce que le mouvement périſtaltique des portions ſupérieures gonflées par le vent, eſt trop languiſſant & preſque détruit. Les excrémens, dont la déjection eſt ſi rare, ſont bientôt dépouillés du peu d'humide qu'ils avoient, ſe deſſèchent, ſe durciſſent, & deviennent preſque ſemblables à la fiente de chêvre, tant à cauſe de leur trop long ſéjour, que de la ſéchereſſe & du feu qui règnent dans le conduit inteſtinal.

Le retentiſſement du bas-ventre, & ſon prompt rétabliſſement après la preſſion.

144. Le bas-ventre d'un tympanitique retentit quand on frape deſſus, parce que l'air preſſé par la percuſſion, ſe rétablit ſubitement, & heurte avec violence contre les membranes ſèches & tendues, qui forment comme une eſpèce de tambour, & qui étant dans l'inſtant

foulevées doivent agiter l'atmofphère, &
tranfmettre ainfi le fon occafionné par
cette vibration. Cette facilité & cette
promptitude avec laquelle l'air regagne
l'efpace qu'il occupoit, font voir pourquoi le bas-ventre fe relève auffitôt qu'il
a été preffé, fans conferver aucun vef-
tige de cette preffion.

*La tumeur du bas-ventre conflamment
portée en haut & en avant.*

145. Le gonflement du bas-ventre
s'élève furtout en haut, & fe porte du
côté du nombril ; il demeure conftamment le même, dans quelque attitude que
foit le malade ; jamais on ne le voit s'af-
faiffer, defcendre, ou tomber vers les
côtés. L'eftomac & les inteftins, fiége
ordinaire de ce mal, plutôt remplis &
enflés que furchargés par un liquide plus
élaftique que péfant, doivent être principalement pouffés par fon reffort, dans
la partie fupérieure & antérieure du bas-
ventre, comme étant la plus large &
celle qui réfifte le moins. L'air répandu
dans toute la capacité, dans la tympanite abdominale, doit auffi par la même
raifon s'étendre du même côté.

*Le dérangement des digeftions, la mai-
greur.*

146. Le canal membraneux qui forme

les premiéres voyes, étant dans la tympanite très reſſerré en certains endroits, & prodigieuſement gonflé d'air en d'autres, il eſt impoſſible que les alimens ſe diſtribuent librement dans ſa longue cavité, & lui-même dans cet état ſera incapable de les preſſer, de les briſer & de les diviſer convenablement. D'ailleurs les ruiſſeaux de ſucs digeſtifs ſont preſque entiérement taris; & non-ſeulement ils coulent en trop petite quantité, mais ſont dégénérés, devenus âcres & ardens, ou trop épais, & par conſéquent peu propres à opérer la diſſolution que l'on attendoit d'eux. La digeſtion ſera donc manquée par ces deux raiſons, ou ſera très languiſſante & dérangée; la maſſe alimentaire mal travaillée ſéjournera dans les parties du canal les plus enflées, & par conſéquent les plus affoiblies, ſubira divers changemens, ſuivant ſa nature particuliére, fermentera, ou prendra encore plus ſouvent la tournure de la putréfaction, à cauſe de la chaleur qui domine dans les premiéres voyes. De-là il ne peut naître un chyle doux, laiteux, & d'une bonne conſiſtance, mais plutôt un chyle vitieux, tantôt trop groſſier & trop viſqueux, tantôt d'un caractère encore plus mauvais, c'eſt-à-dire âcre & putride, & par conſéquent plutôt en état d'infecter le ſang que de le renouveller.

La lymphe, cette douce & fine rofée, qui
fe répand également dans toutes les parties , & qui en répare les pertes journa-
liéres , fera non-feulement prefque épuifée dans fa fource, mais elle fera gâtée
& corrompue ; ainfi elle ne pourra plus
entretenir par la molleffe de fon contact,
la foupleffe des tuyaux qu'elle arrofe ,
ni rétablir par fon mucilage , les brè-
ches qu'ils ont fouffertes , mais elle les
engorgera plutôt par fa fubftance trop
vifqueufe, ou les irritera & les bleffera
par fon âcreté. Ajoutez à cela , que les
petits vaiffeaux deffèchés, roidis, & froncés , par l'action des caufes qui ont produit la tympanite , n'offrent qu'un paffage
bien difficile à la liqueur qui aborde, &
réfiftent fortement à leur dilatation. C'eft
ainfi que plufieurs raifons concourent ici
à troubler le méchanifme de la nutri-
tion. Il n'eft donc pas furprenant que les
tympanitiques maigriffent & s'exténuent.
Cependant on n'aperçoit pas fitôt ce
changement fur la face, qui conferve affez
longtems fa couleur naturelle , parceque
les vaiffeaux qui parcourent cette partie,
font naturellement plus fléxibles , que
les liqueurs s'y portent affez aifément ,
& qu'elles ne font gâtées au point de
deshonorer la peau , que lorfque le mal
ayant fait beaucoup de progrès, l'engorgement des vifcères eft bien établi, les

vaisseaux tant sécrétoires qu'excrétoires sont comprimés, & la masse des liqueurs est infectée de parties excrémentitielles.

La soif, la toux.

147. Le tympanitique est ordinairement pressé par la soif, à cause de la sécheresse du gozier, effet naturel de la chaleur qui s'éleve des entrailles & qui dissipe tout l'humide qui se présente, de même que du défaut, de la viscosité & de l'âcreté de la salive. Il est fort souvent incommodé de la toux, qui naît de l'irritation & de l'ébranlement des nerfs pneumoniques. Ceux-ci sont irrités & ébranlés facilement, soit à cause de leur communication avec les nerfs gastriques & intestinaux, soit à cause du tiraillement qu'ils souffrent de la part d'un sang épais & âcre qui surcharge le poumon.

La fiévre.

148. Presque toute espèce de tympanite, celle surtout qui est symptomatique, est accompagnée de fiévre. Il est convenu parmi les Praticiens, que la célérité & la fréquence du pouls, portées au-delà de l'état naturel, avec un certain dérangement des fonctions, forment le caractère de celle-ci. Elle suppose

donc une contraction du cœur, plus prompte & plus fréquente. Mais pourquoi le cœur se contracte-t'il ici plus vîte & plus souvent ? c'eſt ce qu'il faut expliquer. La ſèchereſſe, l'âcreté, & l'épaiſſiſſement du ſang, la roideur & le froncement des vaiſſeaux qu'il a à parcourir, doivent néceſſairement en gêner le cours ; il doit donc ſe ramaſſer en plus grande quantité entre l'obſtacle & le cœur ; les artères & les veines plus dilatées & plus tendues, ſans être entiérement forcées dans leur reſſort, ſe contracteront plus puiſſamment, & exprimeront le ſang avec plus de force. Les vaiſſeaux les plus ouverts & les plus proches du cœur, le raméneront par un chemin plus court, & par conſéquent plus vîte, aux ventricules ; enfin cet abord du ſang dilatant plus promptement & plus fortement le cœur, doit en irriter & tendre les nerfs, y déterminer un cours plus abondant & plus impétueux de fluide, & par conſéquent augmenter & accélérer la contraction du cœur, d'où naîtra la fiévre.

Le pouls dur & tendu.

149. D'où peut venir cette dureté & cette tenſion, que l'on remarque dans le pouls des tympanitiques ? de ce que les

artères dessèchées, roidies, tendues, &
pleines d'un sang épais, résistent beaucoup, & donnent un coup sec au doigt
de l'observateur. C'est pourquoi ce symptôme est familier dans toutes les maladies aigues & douloureuses des parties
membraneuses & nerveuses, de même
que dans le mal convulsif d'un canal
membraneux & nerveux, dont il s'agit
ici.

La strangurie, l'ischurie.

150. Lorsque la tympanite est confirmée, le froncement spasmodique s'é-
tend souvent par la communication des
nerfs, du conduit intestinal jusqu'au col
de la vessie, où il est entretenu & augmenté par l'urine trop salée & trop âcre,
qui ratisse le velouté de la vessie, met la
tunique nerveuse à découvert, & l'irrite
continuellement. C'est pourquoi le sphincter ne s'ouvrant que forcément & très
peu à diverses reprises, l'urine ne peut
couler que goute à goute. Il peut arriver
dans certains cas, que les intestins prodigieusement gonflés, poussant avec force
la vraie lame du péritoine en bas, &
portant leur pression jusques vers le col
de la vessie, ayent la principale part à
ce symptôme. Quelquefois cependant il
survient une supression totale d'urine,
lorsque la compression, ou l'inflamma-

tion, ou l'éréthisme, ont entiérement
fermé le sphincter de la vessie ; ou bien
lorsque les reins engorgés par une matiére glaireuse & tartareuse, ou dont les
tuyaux sécrétoires sont froncés jusqu'au
dernier point, ou pressés par le gonflement prodigieux des intestins, ne peuvent plus filtrer l'urine.

L'ascite.

151. L'ascite se joint à la tympanite,
ou par la raison que nous avons donnée
ci-dessus (118. 119.), ou plutôt parceque les veines & les vaisseaux lympha-
tiques sont comprimés par les vents qui
distendent l'estomac & les intestins, ou
par l'air qui est enfermé dans l'abdomen, ou par les viscères obstrués & enflés : d'où il arrive que la lymphe ne
pouvant plus remonter vers les parties
supérieures, & se remêler dans le sang,
s'accumule au dessous de l'obstacle, dilate
excessivement ses vaisseaux, les distend,
les déchire, & ensuite se répand abondamment & continuellement par les ouvertures qu'elle y a faites. Une autre
cause qui produit vraisemblablement
l'hydropisie, c'est que la lymphe ne pouvant aisément revenir par ses vaisseaux
comprimés, il arrive de-là que la rosée
aqueuse épanchée dans l'abdomen n'est

pas repompée par les vaiſſeaux abſorbans
dans la même proportion qu'elle eſt ver-
ſée par les tuyaux perſpiratoires internes.
Or ce qui contribue principalement à en-
gorger les vaiſſeaux du foye, du méſentère, & des autres viſcères, c'eſt que
ces vaiſſeaux ſe roidiſſent & ſe froncent
dans la tympanite, qu'ils ſont arroſés
d'un liquide épais & viſqueux, & que
leur diamètre eſt encore rerrèci par l'eſtomac & les inteſtins qui les compriment. Il ſera aiſé de juger par ce qui a
été dit ci-deſſus (130. 132. 137.), pourquoi la difficulté de reſpirer, l'anxiété,
le vomiſſement, la paſſion iliaque, la
chûte ou l'adhérence vicieuſe des viſcères, & pluſieurs autres ſymptômes, ſe
joignent à la tympanite.

152. Je terminerai ce Chapitre en
raportant l'hiſtoire d'une tympanite, tirée
des Obſervations de Médecine de la Société d'Edimbourg, & à laquelle je join-
drai quelques explications : car elle contient pluſieurs phénomènes ſurprenans,
qui étant dévelopés comme il convient,
ſerviront beaucoup à éclaircir notre théorie.

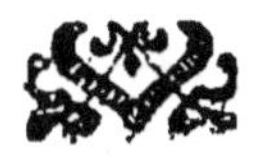

Observation.

Sur une Tympanite, par M. Aléxandre Monro, Profeſſeur d'Anatomie en l'Univerſité d'Edimbourg, de la Société Royale, tirée des Eſſais & Obſervations de Médecine de la Société d'Edimbourg, ouvrage traduit de l'Anglois par M. Demours, tom. I.

La nommée *Marguerite Dog*, âgée de 22 ans, fut attaquée d'une fiévre tierce, au mois de Janvier de l'année 1729; & comme elle étoit alors ſervante chez un cabaretier, on ne prit aucun ſoin d'elle, mais on lui laiſſa exécuter tous les conſeils mal entendus que lui donnoient les perſonnes de ſa connoiſſance. Parmi le grand nombre de remèdes inuſités qu'on lui conſeilla, quelqu'un lui perſuada de boire une grande quantité d'eau-de-vie, & d'avaler du poivre dans de la bierre douce chauffée; ce qui changea ſa fiévre intermittente en une fiévre continue très violente, qu'elle garda quelques jours avec le tranſport. La fiévre continue ceſſant, la fiévre intermittente revint, mais avec deux, trois, quatre, & quelquefois cinq accès par jour. Elle eſſaya de s'en délivrer en prenant indifféremment tous les prétendus spécifiques qu'on lui apportoit. La fiévre néanmoins persista opiniâtrément jusqu'au mois d'Août, qu'on lui donna quelques prises de Quinquina. Après l'usage de ce remède elle fut attaquée de douleurs aigues dans les lombes & dans le bas-ventre. Ces douleurs commençoient ordinairement vers l'os des isles du côté droit, & s'étendoient, en passant sur l'estomac, jusqu'au côté gauche : elles étoient accompagnées de borborygmes, de gonflement dans tout le bas-ventre ; & pendant quelques semaines une de ses jambes fut exposée à un tremblement, s'échauffoit & suoit tous les jours à la même heure, quoiqu'elle n'eût d'ailleurs aucun symptôme de fiévre intermittente. Les douleurs ne cessant point, son ventre devint de plus en plus gonflé, & quelquefois il se distendoit en fort peu de tems jusqu'à devenir extrêmement gros, & ensuite il se dégonfloit par dégrès, sans qu'il parut aucune sorte d'évacuation : il restoit cependant toujours plus tendu qu'à l'ordinaire. A l'entrée de l'hiver elle se trouva mieux, & fut pendant quelque tems presque tout-à-fait délivrée de ces symptômes. incommodes. Mais au commencement du Printems ses douleurs & son gonflement dans le ventre recommencérent : & après avoir été quelques semaines dans cet état, elle se présenta au Médecin & au Chirurgien qui étoient alors de service à l'Hôpital, & fut reçûe le 24 Mars 1730.

Les symptômes qui accompagnoient sa maladie, étoient un gonflement permanent du bas-ventre, lequel augmentoit quelquefois d'une maniére si prodigieuse, que les tégumens sembloient menacer de vouloir se déchirer, & sa respiration devenoit alors très gênée. Le gonflement diminuoit ensuite peu à peu sans aucune évacuation. Les retours & les dégrés de ce gonflement n'avoient rien de réglé : lorsque le ventre étoit détendu, on sentoit à travers les tégumens, plusieurs grosseurs inégales, saillantes, & dispersées de côté & d'autre ; mais surtout aux parties latérales de l'abdomen. Elle avoit l'estomac bon, n'étoit point alterée ; & ses urines étoient proportionnées pour la quantité à ce qu'elle buvoit. Elle avoit le ventre très resserré. Ses règles s'étoient dérangées depuis quelques mois. Elle n'avoit aucun gonflement œdémateux dans les jambes, & ne se plaignoit d'aucune autre partie.

Pour commencer, on lui donna quelques purgations, qu'on réitéra par intervalles, lesquelles l'évacuérent assez bien, mais qui n'attirérent avec les matiéres qu'elles détachérent, que très peu ou point de vents, & qui ne changérent presque rien à l'état de son ventre. Sur ce qu'elle dit qu'elle n'étoit pas bien réglée, & sur le soupçon que les premières voyes ne fussent embarassées d'une pituite surabondante, on lui ordonna quelques prises de panacée, qui ne firent pas grand effet. Les deux mois suivans elle prit constamment de grandes doses de remèdes anti-hystériques, ou seuls, ou mêlés avec les purgatifs. On lui appliqua sur toute la région du bas-ventre l'emplâtre anti-hystérique, qu'elle garda toujours, & une ou deux fois on lui fit prendre le demi-bain; le tout sans succès apparent, & sans qu'on pût assurer que les intervalles qu'elle avoit de tems en tems, fussent l'effet d'aucun remède particulier : car quoique le gonflement n'augmentât pas pendant deux ou trois jours, & qu'elle ait même plus d'une fois resté neuf jours de suite sans être exposée à ces distensions énormes du bas-ventre; cependant les duretés & les tumeurs qu'on y sentoit, n'étoient pas entiérement dissipées, le ventre étoit toujours constipé, elle ne rendoit aucun vent, & les remèdes qui sembloient la soulager dans un tems, n'étoient d'aucun service dans le paroxysme suivant. Depuis qu'elle étoit dans l'Hôpital, ses règles n'avoient paru que deux fois, savoir le 17 May, & le 21 Juin.

Pendant tout ce tems-là il se passa des choses dont il est fait mention dans le Journal, & qui méritent d'être rapportées.

1°. Il lui est arrivé plusieurs fois, lorsque le ventre commençoit à s'élever, de se plaindre d'une douleur de tête : une autre fois, à mesure que le gonflement se dissipoit, elle ressentit des douleurs dans toutes les parties de son corps: dans un autre tems elle eût un vertige : il lui survint deux fois des nausées, suivies du vomissement ; & la derniére fois qu'elle vomit, elle rejetta de la bile verte : une fois aussi son estomac se gonfla considérablement, dans le tems que l'abdomen étoit détendu.

2°. Dans le tems de ses règles le ventre ne s'éleva pas ; mais il devint d'un volume énorme dès qu'elles furent arrêtées.

3°. La saignée & les émétiques, ausquels on eût recours pour remédier à quelques symptômes pressans, ne produisirent aucun effet sensible sur la maladie principale.

4°. Elle ne rendit aucun vent par bas, & fort peu par haut, quelques jours avant la premiére fois que ses règles parurent.

Quelque tems avant la dernière éruption des ordinaires on ménagea davan-

tage les purgatifs , & on augmenta la
dose des anti-hystériques les plus forts,
tels que l'assa fœtida , l'huile fétide de
corne de cerf , &c. mêlés avec le savon.
On les réitéra même plus souvent, &
on les accompagna des antiscorbutiques
les plus chauds , comme on les nomme
ordinairement , tels que le raifort sau-
vage récent , le gingembre , &c. infusés
dans de la forte bierre sans houblon ,
avec le mars. On ordonna des frictions
fortes & réitérées , tout le long de l'é-
pine du dos , & aux extrémités , & un
exercice moderé. Avant que les règles
commençassent à couler , on lui donna
des lavemens composés avec des remèdes
de la nature de ceux ci-dessus. Les règles coulerent en assez grande quantité ;
mais aussitôt qu'elles cesserent , le ventre
augmenta dans sa circonférence de quatre pouces & demi , & se désenfla en
peu de tems. Elle ressentit alors quelques
douleurs , qui furent dissipées par une
sueur moderée ; les borborygmes , ce
même jour 25 Juin , se firent entendre
pour la première fois ; & ayant pris le
soir une prise de teinture sacrée , elle
rendit le lendemain quelque peu de sang
par les selles. C'étoit aussi la première
fois qu'on s'appercevoit des hémorrhoïdes , ausquelles elle avoit été sujette autrefois,

Les deux jours suivans, étant toujours dans l'usage des remèdes savoneux, antihystériques & antiscorbutiques, elle rendit tant de vents par haut & par bas, qu'aucun des autres malades ne voulut rester dans la même salle, & ce ne fut pas sans peine qu'ils restèrent au même étage. Son ventre diminua de volume, & devint plus mou qu'il n'avoit été depuis la première attaque de la maladie. On lui continua toujours les mêmes remèdes, en lui donnant par intervalles une prise de sirop de nerprun; on augmenta seulement la dose de l'acier. L'éruption des vents continua avec succès; & quoique pendant quelque tems les gonflemens se fissent sentir, elle se trouva assez forte pour remplir les devoirs d'une servante de l'Hôpital qui étoit tombée malade. Elle y resta longtems sur le pied de servante, & prit toujours les remèdes ci dessus, jusqu'à ce qu'elle n'eut plus aucune rechute pendant plusieurs mois. Elle a joui depuis d'une bonne santé, quoiqu'en sortant de l'Hôpital elle soit entrée en service, où elle a beaucoup de peine, étant mal nourrie, & allant ordinairement nuds pieds.

Eclaircissement sur l'histoire précédente.

Il n'est pas surprenant que la fiévre

tierce, qui du confentement unanime de tous les anciens Médecins eſt une maladie bilieuſe, ayant été traitée empiriquement & mal-à-propos par des remèdes très chauds, ſurtout dans une perſonne jeune, ſe ſoit bientôt changée en fiévre continue. Cette fiévre continue étant redevenue intermittente, avec de trés fréquens accès, & par conſéquent tenant encore en quelque ſorte de la nature de la continue, il falloit la guérir par la ſaignée, par les délayans, les calmans, les doux purgatifs, & enfin par le quinquina. Mais au lieu d'employer une méthode ſi ſage, on eut de nouveau recours à des remèdes violens qui avoient déja ſi mal réuſſi, & après bien du tems la fiévre céda enfin à l'uſage du quinquina, quoiqu'on l'eût donné ſans préparer la malade. Le conduit inteſtinal étant donc agacé & irrité par les pointes de tant de remèdes violens & âcres, & par l'action du quinquina, qui eſt une ſubſtance amere & un peu aſtringente, dut contracter un reſſerrement ſpaſmodique, ſource féconde des tranchées, des borborygmes, & de l'enflure du ventre: De-là le commencement de la tympanite. A l'entrée de l'hyver la chaleur du ſang eſt rabattue, les couloirs cutanées ſe ſerrent, la tranſpiration diminue; c'eſt pourquoi l'eſtomac & les inteſtins, qui

auparavant étoient échauffés & arides,
font arrofés & humectés d'une plus grande
quantité de férofité qui y aborde. Ainfi
les caufes de la maladie étant diminuées,
la malade fe trouva mieux. Mais ce mieux
ne dura qu'autant que l'hyver : car la
chaleur du Printems ayant ranimé le
mouvement du fang, & dilaté les pores
de la peau, détermina les liquides à fe
porter en plus grande abondance vers la
circonférence du corps, augmenta la
tranfpiration, defsècha l'eftomac & les
inteftins, & de cette façon renouvella
facilement une maladie dont le fonds fub-
fiftoit toujours.

Le gonflement permanent du bas-ventre augmentoit quelquefois fi prodigieufement, parce que le genre nerveux ayant
contracté depuis longtems une tenfion
habituelle & exceffive, il arrivoit, foit
par l'action plus vive des caufes antécédentes, foit par le plus léger accident,
que les vents étoient plus fortement refferrés par le froncement fpafmodique,
ou que la chaleur qui les raréfioit devenoit plus grande, ou enfin que la quantité de l'air contenu dans le bas-ventre
augmentoit. Or ce gonflement exceffif
diminuoit fans aucune évacuation, foit
parce que le refferrement étoit un peu
moindre, foit parce qu'il n'y avoit pas
tant de raréfaction, foit parce que l'air

ayant acquis un certain dégré d'expan-
sion, son reffort étoit affoibli par la vapeur humide des inteftins , foit enfin
parce que les vents fortement repouffés
par la réfiftance du conduit inteftinal
diftendu , fe frayoient par leur reffort
une route dans les veines lactées, & paf-
foient en partie jufque dans le fang. Les
vents ayant ainfi pénétré dans la maffe
du fang, s'étant peut-être liés à d'autres
parcelles d'air qui étoient enfevelies dans
ce liquide & qui fe font dévelopées, &
enfin ayant été fortement pouffés dans le
tiffu cellulaire de l'abdomen , membrane
lâche & foible, ont fans doute donné
lieu aux petites groffeurs emphyfémateufes que l'on remarquoit au ventre après
qu'il étoit détendu. Mais les vents ne
pouvoient-ils point fe porter des premiéres voyes dans les tégumens de l'abdomen par un chemin plus court, favoir
en traverfant les tuniques des inteftins
& les parties voifines? C'eft une conjecture qui fembleroit être appuyée par
l'obfervation rapportée ci-deffus (122),
touchant des tumeurs venteufes qui répondoient à l'endroit où étoit la douleur
interne. Nous ne croyons pas néanmoins
que la chofe fût ainfi , quoiqu'on ne puiffe
pas dire qu'elle foit impoffible. Les purgations réitérées que l'on donna d'abord,
& la panacée que l'on employa enfuite,

cauferent de la fécherefle & de l'ardeur
dans le conduit alimentaire : ainfi ces remèdes, au lieu d'adoucir le mal, ne
firent que l'augmenter. La nature de la
maladie, l'ennui qu'elle caufoit par fa
longueur, & les cruelles douleurss dont
elle étoit accompagnée, produifirent peu
à peu l'affection hyftérique, & rendirent
plus opiniâtre la contraction & la diftenfion fpafmodiques. De-là vient que les
remèdes anti-hyftériques même n'appor-
terent aucun foulagement fenfible; ce
qui ne doit pas étonner, parce qu'ils
étoient trop âcres, & qu'étant joints
mal-à-propos aux purgatifs, on les employoit fans règle & fans précaution.
Le demi-bain ne pouvoit pas non plus
être utile, quoiqu'il convînt d'ailleurs
par plufieurs raifons : car dans ces fortes
de maladies chroniques, un remède que
l'on n'employe qu'une ou deux fois, n'eft
ordinairement d'aucune utilité. La douleur de tête qui fe faifoit fentir lorfque
le ventre commençoit à s'élever, venoit
de ce que les vaiffeaux de l'abdomen
étoient comprimés & refferrés; de ce
que le fang abordoit en plus grande
quantité au cerveau, & de ce que tout
le genre nerveux étoit fortement ébranlé.
Le vertige & les douleurs qui furvenoient
dans tout le corps à proportion que le
ventre fe défenfloit, n'avoient point de

caufe plus naturelle que les vents, qui vivement repouffés par les tuniques inteftinales, forcés d'enfiler les vaiffeaux lactés, & de paffer dans le fang, animés dèflors d'une nouvelle chaleur, & menacés cependant d'être anéantis par la preffion & le mélange de ce liquide, fe débandoient avec fureur, fe portoient rapidement jufque dans les plus petits vaiffeaux de prefque tout le corps, & pénétroient même dans les vaiffeaux ophthalmiques. Quant au gonflement qui attaqua une fois l'eftomac dans le tems que le refte de l'abdomen étoit détendu, cela vint vraifemblablement de ce que les vents trouvant de la réfiftance dans les inteftins, furent pouffés vers le pylore, qu'ils forcerent, ou qu'ils trouverent ouvert, & entrerent ainfi dans l'eftomac, dont l'orifice fupérieur étoit alors fermé. La maladie étoit principalement entretenue par l'abondance du fang, qui eft toujours plus grande dans une jeune fille, & qui fe jette furtout dans les vaiffeaux de l'abdomen. Ainfi, pendant que les règles couloient librement, le gonflement du ventre ne devoit pas être confidérable : mais dès que cet écoulement falutaire fut arrêté, le fang furabondant qui refluoit dans les vaiffeaux méfentériques, ne pouvoit manquer d'augmenter de beaucoup l'enflure du ventre. Il n'eft pas surprenant qu'il ait alors paru des hémorroïdes, & que le remède que la malade prit, lui ait fait rendre un peu de sang par les selles. Mais comme certaines parties du conduit intestinal étoient déja depuis longtems affectées d'un resserrement spasmodique, tandis que les autres étoient excessivement distendues & affoiblies, cette inégalité de ressort qui fait le véritable caractère d'une tympanite opiniâtre, étoit alors confirmée. Comment donc cette longue & cruelle maladie fut-elle guérie par les remèdes rapportés ci-dessus? Les anti-hystériques & les savoneux, au moyen de leurs parties huileuses adoucissantes & volatiles, diminuerent les spasmes, & empêcherent la trop grande raréfaction de l'air. D'un autre côté ces remèdes, ainsi que les anti-scorbutiques & le mars ausquels ils étoient joints, agissant par des molécules salines, roides & âcres, & agaçant d'une manière égale tout le conduit alimentaire, y rétablirent par ce moyen un mouvement péristaltique uniforme. Comme depuis longtems le ventre étoit paresseux, il ne fut pas mal, pour évacuer entiérement les matiéres flatueuses & infectes, d'employer par intervalles un purgatif un peu vif, tel que le sirop de nerprun? Enfin les frictions & un exercice moderé rendirent plus

égal le mouvement de tout le genre nerveux, & ranimerent le cours des liquides qui féjournoient dans l'abdomen.
Ces fecours contribuerent affez heureufement à rétablir la fanté dé cette fille;
mais fa compléxion vigoureufe & ro-
bufté y fervit encore davantage; car fi
elle n'avoit pas eu une compléxion auffi
forte, elle auroit affurément fuccombé
à tant de remèdes employés imprudemment.

CHAPITRE IV.

DES SIGNES DIAGNOSTICS, DES MALADIES VENTEUSES.

154 NOus avons décrit ci-devant (depuis 3 jufqu'à 33.) avec tant de
foin & d'exactitude toutes les affections
venteufes, qu'il femble inutile de s'étendre davantage là-deffus : il eft cependant
néceffaire d'ajouter ici quelque chofe à
tout ce que nous avons déja dit.

DIAGNOSTIC DES CAUSES,

*Et premiérement quels font les fignes d'un
amas dans l'eftomac & les inteftins.*

155. Il eft à propos d'expofer d'abord

les marques particuliéres qui font connoître les différentes caufes antécédentes
& conjointes ; & cette expofition fera
très utile. Les fignes qui montrent que
la maladie vient d'un amas de mauvais
fucs dans les premiéres voyes, font, un
fentiment de plénitudé dans l'eftomac
ou dans les inteftins, ou dans tous les
deux enfemble ; un dégoût ; des naufées
fréquentes ; un vomiffement facile &
fans violence, furtout après avoir mangé ; des maux de cœur ; des felles
trop liquides ; un cours de ventre ; un
mauvais goût de la bouche, lequel eft
acide, amer, nidoreux, empyreumati-
que, putride, ou fade ; la langue couverte d'une matiére glaireufe & blanchâtre, quelquefois jaunâtre ; la pefanteur
& l'engourdiffement du corps ; une augmentation de mal-aife après le repas ; un
foulagement après avoir jeûné, ou après
l'effet d'un remède purgatif ; enfin la connoiffance que l'on a par la relation des
affiftans ou du malade même, que celui-
ci s'eft trop rempli d'alimens, furtout
d'alimens vifqueux & indigeftes.

*Signes auxquels on reconnoît que les vents
proviennent de la fimple diffolution
des alimens.*

156. Si après avoir foigneufement

examiné la nature des alimens dont le malade s'eft nourri , on trouve qu'ils contiennent beaucoup d'air & très peu de parties fulphureufes & acides, tandis que d'ailleurs tous les organes & les diſſolvans qui fervent à la digeſtion confervent entiérement leur force naturelle ; ce fera une marque certaine que les vents proviennent uniquement d'un air qui a été trop dévelopé par la fimple diſſolution des alimens.

Signes de l'effervefcence.

157. Si l'on a pris des alimens qui étant mêlés enfemble fe mettent en effervefcence ; ou fi l'on s'eſt nourri d'alimens alcalins lorfque les premiéres voyes étoient pleines d'acides ; ou fi l'on a bû une certaine quantité de liqueurs acides lorfque les fucs digeſtifs avoient acquis une nature alcaline, ou lorfqu'il y avoit dans l'eſtomac une certaine matiére pituiteuſe, gypfeufe, & comme terreuſe ; mais principalement fi ayant mêlé deux liqueurs fujettes à entrer en effervefcence, on les a avalées dans le premier inſtant de leur mélange , & lorfqu'elles bouillonnoient encore ; alors on pourra affurer avec raifon que les vents naiſſent de l'effervefcence (60).

Signes de la fermentation.

158. L'ufage que l'on a fait d'alimens farineux, pulpeux, aigre-doux, comme les fruits d'été, & les autres nourritures qui fermentent facilement ; la foibleffe du tiffu fibreux des premiéres voyes , l'enfance, les rapports aigres, les pico-temens d'eftomac, la falive aigre , les felles qui fentent l'aigre , la pâleur, le froid ; font des fignes qui annoncent que les vents font l'effet de la fermentation (61).

Signes de la putréfaction.

159. L'ufage que l'on a fait d'alimens qui tendent à la putréfaction ; leur féjour ou leur trop grande agitation à caufe de la langueur ou du mouvement trop vio-lent des vifcères qui fervent à la digef-tion ; la grande chaleur, la foif, les rapports amers, nidoreux, putrides ; le dégoût univerfel des alimens, & furtout de la viande ; la bouche & la langue infectées d'une matiére, fale, puante, & un peu amere ; les naufées, le vomiffement de matiéres putrides & bilieufes ; l'ardente envie des chofes aqueufes & aigres, & le foulagement qu'éprouve le malade lorfqu'il en a pris abondamment ; font des fignes certains & indubitables

que les vents font caufés par la putréfaction (62).

Signes de la trop grande chaleur.

160. L'abfence des fignes qui indi-
quent les autres caufes ; l'action de celles
qui produifent une vive chaleur, & que
nous avons remarquées (82) , foit
qu'elles ayent précédé, ou qu'elles foient
préfentes ; le tempéramment chaud ; la
faifon de la canicule ; la chaleur répan-
due partout le corps , & qui fe fait fentir
d'une maniére incommode , principalement dans les entrailles ; l'haleine brûlante ; la fécherefte & la rudefte de la
bouche & de la langue ; la foif ; l'urine
âcre & de couleur de feu ; la conftipation opiniâtre ; les matiéres féches &
brûlées ; le foulagement que donnent les
rafraîchiflans , & l'incommodité que
caufent les chofes échauffantes ; font
connoître que les vents ne viennent que
d'une trop grande chaleur (59. 82.).

Signes du refferrement fpafmodique.

161. Le trop grand & trop long ufage
des chofes âcres, quelles qu'elles foient ;
les paffions immoderées ; les chagrins &
les inquiétudes ; en un mot toutes les caufes rapportées (depuis 70 jufqu'à 79) ; le

tempérament chaud , fec ,. bilieux ou
atrabilaire ; l'efprit vif & pénétrant ; le
cerveau & le fyftême nerveux très faciles
à être ébranlés ; la paffion hyftérique ou
hypochondriaque ; les douleurs violentes,
les tranchées ; un fentiment de contraction ; le ventre refferré ; les matiéres fèches & entortillées ; l'urine aqueufe &
claire ; le pouls dur & tendu ; les vents
qui remontent fréquemment jufqu'au gofier avec une fenfation d'étranglement ;
le foulagement que caufent les calmans
& les anti-fpafmodiques, & le mal que
font les irritans ; font des fignes indubitables que le refferrement fpafmodique
eft la caufe qui produit une fi grande
quantité de vents.

*Signes de la trop grande abondance de
fang, & du fpafme caufé par la pléthore.*

162. Le tempéramment fanguin , la
ceffation de l'exercice ordinaire du corps,
la vie oifive & fédentaire , l'omiffion de
la faignée à laquelle on eft accoutumée,
la bonne chere , la rougeur du vifage,
la plénitude du pouls , les efforts hémor-
roïdaux , les hémorroïdes fèches & dou-
loureufes , furtout internes ; le flux hé-
morroïdal arrêté trop tôt , ou la fuppreffion des règles , la colique fanguine
qui furvient dans ce cas ; la conftipation

opiniâtre , la tension de l'hypocondre droit , l'obstruction du foye ou des autres viscères ; font connoître que les intestins sont resserrés par un sang trop abondant , & qui séjourne dans les vaisseaux mésentériques. Il faut remarquer ici , que tous ces signes de la trop grande quantité de sang ne se rencontrent pas toujours ensemble ; & il faut entendre la même chose des signes diagnostics des autres causes , soit de ceux que nous avons déja donnés , soit de ceux que nous donnerons ensuite.

Signes de l'atonie ou du relâchement.

163. On reconnoît que les vents sont l'effet de l'atonie & de l'inaction de l'estomac & des intestins, par plusieurs signes, tels que sont, l'enfance ; le tempérament froid , pituiteux , cachectique ; le trop grand usage des alimens aqueux, huileux , gras; la vie molle & oisive; le pays humide, l'air de même nature; l'épuisement des forces, produit par des maladies précédentes, ou par toutes les autres causes exposées ci-dessus (85);la foiblesse, l'engourdissement, le dégoût,une pesanteur dans les premiéres voyes après les repas, le ventre libre , les matiéres ordinairement un peu liquides & point sèches ; les vents qui sortent lentement & avec peine, & non pas tout

d'un coup & d'une maniére violente ; la diarrhée qui survient quelquefois ; un sentiment d'engourdissement & d'enflure, plutôt que de douleur vive & de resserrement ; enfin le bon effet des carminatifs médiocrement chauds & toniques, & le malheureux effet des relâchans, des anodins & des calmans. La plûpart de ces signes montrent qu'il y a dans les premiéres voyes un amas de viscosités gluantes ; & ceux qui le marquent encore plus spécialement, sont, l'usage que l'on a fait d'alimens farineux, cruds & visqueux ; la dissipation de la partie la plus liquide des humeurs par quelque évacuation fort abondante ; un sentiment de plénitude ; le ventre enflé & paresseux ; le vomissement d'une matiére épaisse & pituiteuse, ou des selles de même nature ; la blancheur, la pâleur & l'enflure du visage ; l'urine crue, sans couleur, & presque sans odeur ; la salive épaisse & gluante.

Signes du spasme & du relâchement qui se rencontrent ensemble.

164. Les signes qui font voir que le resserrement spasmodique accompagne le relâchement, sont, le concours ou la présence alternative des causes qui peuvent produire l'un & l'autre vice (depuis

70. jufqu'à 79. 85. 102.); la grande
irrégularité des fymptômes ; quelques-
uns de ceux qui ont été décrits ci-devant
(163), lefquels fe rencontrent avec la
plûpart des autres (161), où fe fuccé-
dent mutuellement, comme lorfque le
malade a tantôt bon appétit, & tantôt
n'en a point ; la fortie des vents qui tantôt
fe fait lentement & fans bruit, tantôt
rapidement & avec bruit ; un fentiment
de contraction & d'une vive douleur dans
une partie, tandis qu'on ne fent dans les
autres qu'un engourdiffement & une enflure incommode ; ou bien ce dernier
fymptôme qui fuccéde au premier ; le
ventre tantôt libre, & tantôt refferré ; &
d'autres fymptômes auffi irréguliers.
Mais ce qui démontre encore mieux &
plus fûrement cette finguliére union du
fpafme avec le relâchement, c'eft la
longueur & l'opiniâtreté du mal, qui ne
manquent pas de faire contracter au conduit inteftinal une inégalité habituelle de
tenfion (102. 4°. 5°.) ; l'extrême difficulté de guérir cette maladie, à caufe de
la contrariété des indications qui fe préfentent ; enfin le malheureux effet des
carminatifs, des toniques & des ftomachiques, ou des anodins & des calmans,
fi on donne féparément ces deux fortes
de remèdes ; & leur bon effet fi on les
employe conjointement.

DES SIGNES DIAGNOSTICS DE LA COLIQUE VENTEUSE.

165. Les signes par où l'on juge que la colique venteuse attaque l'eſtomac, ſont, une violente douleur dans la région de ce viſcère, une inquiétude dans les hypocondres, une enflure vers la foſſette du cœur, qu'on découvre pour l'ordinaire très ſenſiblement au tact, une difficulté de reſpirer, une oppreſſion de poitrine, un viſage qui eſt le plus ſouſouvent pâle, un ſerrement du goſier, une palpitation de cœur, la défaillance, & quelquefois la ſyncope & le froid des extrémités, le vertige, les rapports fréquens, qui ſoulagent toujours le malade, & aſſez ſouvent terminent la maladie.

166. On reconnoît que la colique venteuſe a ſon ſiége dans les inteſtins grêles, par les grouillemens ou borborygmes; par la douleur & l'enflure dans la région ombilicale ou dans les parties voiſines; par la conſtipation; par pluſieurs autres ſymptômes preſque ſemblables à ceux que nous avons déja décrits (165), mais cependant moins cruels; & enfin par la ſortie impétueuſe des vents, tant par haut que par bas, laquelle ordinairement met fin à la maladie. Les ſignes qui montrent que les gros inteſtins ſont affectés,

font, une douleur qui va d'un côté à l'au‑
tre comme en tournant, & qui eft ac‑
compagnée d'enflure, mais qui fe fait
principalement fentir dans la courbure
gauche du colon, au-deffous de la rate;
les autres fymptômes, mais plus doux;
& enfin les vents qui fortent par en bas,
& dont l'éruption termine le plus fouvent
la maladie.

DIAGNOSTIC DE LA PASSION FLATUEUSE.

167. Lorfqu'une perfonne rend fou‑
vent des vents & en grande quantité,
foit par la bouche, foit par le fondement,
qu'elle eft fréquemment tourmentée de
borborygmes, des gonflemens de ventre,
de tranchées, & d'autres accidens ven‑
teux; on peut affurer hardiment que c'eft‑
là la paffion flatueufe (8). Nous ne dirons
rien de plus fur le diagnoftic de cette
maladie prife en général, parce que nous
en avons parlé fuffifamment ci‑deffus
(8. 98.). Il eft auffi peu néceffaire de
marquer íci les fignes particuliers qui dif‑
tinguent les trois efpéces de paffion fla‑
tueufe: car comme la premiére (9) eft
l'effet du relâchement (100); que la fe‑
conde eft d'une nature fpafmodique (10.
100'.); & que la troifiéme provient du
concours de ces deux caufes (11. 100.

101.); nous avons déja expliqué ci-devant (161. 163. 164.), le mieux qu'il
nous a été possible, ce triple diagnostic,
qui est délicat & très difficile à débrouil-
ler.

Diagnostic de la Tympanite.

168. Nous avons décrit (depuis 19.
jusqu'à 33.), avec le plus de foin & d'é-
xactitude qu'il nous a été possible, les
véritables accidens qui annoncent une
tympanite prochaine, ou qui l'accompagnent quand elle est formée : c'est pourquoi il seroit inutile de les rapporter de
de nouveau ici. Mais voici comment on
pourra juger si cet amas de vents a son
siége dans l'estomac & les intestins, ou
dans la cavité de l'abdomen.

Signes de la tympanite intestinale.

169. S'il survient de tems en tems, ou
même souvent, une douleur de colique,
des tranchées, des grouillemens ; si le
malade rend assez fréquemment des vents
par le haut & par le bas, dont la sortie
le soulage pour un moment, & qu'il
faisse des efforts continuels pour les ex-
pulser ; si le ventre est tellement resserré
qu'il céde à peine aux lavemens réitérés
& aux potions purgatives ; si le malade

Se trouve dumoins un peu foulagé quand
il a été ainfi purgé ; s'il a eu précédemment des affections qui euffent leur fiége
dans le conduit alimentaire , comme la
colique venteufe, les rapports, le dégoût,
la conftipation, le gonflement de ventre,
la paffion flatueufe &c. alors on con-
jecturera avec raifon que c'eft une tympanite inteftinale.

Signes de la tympanite abdominale.

170. Mais fi les douleurs occupent
plutôt l'extérieur de l'abdomen que l'intérieur ; s'il n'y a pas fouvent des borborygmes, & fi le malade ne rend pas fouvent des vents, foit par enhaut, foit par
enbas ; fi la fortie ne le foulage du tout
point, & s'il ne s'efforce point de les
expulfer ; fi le ventre n'eft pas extrêmement refferré, & s'il céde fans beaucoup
de peine aux lavemens & aux purgatifs,
mais fans que le malade en foit jamais
foulagé ; enfin s'il y a eu auparavant des
maladies dans les autres parties, & non
pas dans le conduit alimentaire ; il y aura
très grand fujet de croire que les vents
occupent la cavité de l'abdomen, c'eft-
à dire , que c'eft une tympanite abdominale. La plûpart de ces fignes ont été
obfervés dans la tympanite abdominale,
dont nous avons donné ci-deffus (28)

une

une histoire curieuse. Si le ventre est prodigieusement gonflé , si les extrémités
sont enflées, & que l'ascite soit joint à la
tympanite, il y aura lieu de soupçonner
que celle-ci est plutôt abdominale qu'intestinale. Charles Delafont assure (a) que
le son que rend le ventre quand on le
frappe, est beaucoup plus évident & plus
sensible dans la tympanite abdominale
que dans l'intestinale : & cela nous paroît
vrai, surtout si l'enflure n'est produite
que par des vents, sans qu'il y ait aucun
mélange de sérosité ou d'autre liquide qui
les altére & affoiblisse leur ressort ; car
alors l'air étant plus proche de tous les
parois de l'abdomen doit les tendre plus
fortement & plus également : & lors
même que l'ascite est joint à la tympanite, l'air étant plus léger & s'élevant
plus haut, tandis que les eaux séjournent
inférieurement, souléve immédiatement
le péritoine, comme nous avons remarqué dans la femme tympanitique dont
on ouvrit le cadavre, & dont le ventre,
lorsqu'on le frappoit, rendoit un son très
fort, soit avant, soit après la mort (28).
Au reste, quoique nous ayons rapporté
soigneusement tous les signes par lesquels
on peut distinguer la tympanite abdominale d'avec l'intestinale, il faut néan-

<hr>

(a) Dissertat. de Tympanite cap. XII. pag. 102.

M

moins avouer, que ces fignes, pris chacun féparément, font très équivoques & très incertains, mais qu'ils le font moins étant réunis. Ainfi ce diagnoftic demeure encore obfcur, & nous laiffons à d'autres qui feront plus heureux que nous, le foin de l'éclaircir davantage.

Signes de la tympanite abdominale & inteftinale jointes enfemble.

171. Il s'enfuit de-là , qu'il eft extrêmement difficile, pour ne pas dire impoffible, de reconnoître furement une tympanite qui eft partie abdominale & partie inteftinale. Si cependant les fymptômes de la tympanite inteftinale qui ont été décrits (169), paroiffent les premiers, & fe font fentir affez longtems, & que ceux qui font plus propres à la tympanite abdominale (170) furviennent enfuite, alors on pourra, non pas affurer, mais conjecturer, que cette derniére tympanite s'eft jointe à la premiére. Ce concours des deux tympanites eft extrêmement rare : néanmoins l'abdominale fuccéde à l'inteftinale plus facilement que l'inteftinale à l'abdominale ; & ce dernier cas n'a peut-être jamais été obfervé, quoiqu'il ne foit pas abfolument impoffible.

Signes de la tympanite provenue d'une emphysème.

172. Le ventre inégalement enflé dénote que la maladie est entretenue par un emphysème interne des viscères. Les tumeurs venteusés qui paroissent extérieurement sur l'abdomen , montrent qu'il y a plutôt un tel emphysème, qu'un amas d'air dans le bas-ventre ; & qu'il y a plutôt un amas d'air dans le bas-ventre, que des vents retenus dans le conduit alimentaire. Cependant les observations rapportées ci-dessus (122. 152.) prouvent que ces tumeurs venteuses sur l'abdomen peuvent se rencontrer avec une tympanite intestinale. Mais ces sortes d'emphysèmes externes, & surtout le pneumatocele , c'est-à-dire la tumeur venteuse des testicules, & le pneumatomphale, c'est-à-dire la tumeur venteuse du nombril, dénotent plus surement, que la tympanite dépend d'un air accumulé dans le tissu cellulaire du péritoine. Enfin , si l'enflure est partout uniforme , & presque également sensible antérieurement & postérieurement, si elle s'étend dè tout côté au-delà de la circonférence du péritoine, & si, quand on la comprime, elle fait du bruit comme un emphysème, alors c'est une fausse tympanite, qui a son siége dans la membrane adipeuse située sous la peau.

M ij

Signes qui distinguent la tympanite d'avec l'ascite.

173. Par l'histoire que nous avons donnée de la tympanite (depuis 19. jusqu'à 33.), il sera aisé de reconnoître les signes qui distinguent cette maladie d'avec l'ascite. Néanmoins il est à propos de les remarquer avec encore plus de précision. Dans la tympanite ce sont les parties moyennes & supérieures du ventre qui commencent à se gonfler : dans l'ascite ce sont les parties inférieures & latérales. Dans la tympanite il y a légereté: dans l'ascite il y a pesanteur. Dans la tympanite la peau du ventre est blanche, tendue, & élastique ; elle résiste quand on la comprime, & se rétablit promptement : dans l'ascite elle est pâle, & quelquefois presque verdâtre , elle est lâche & flasque, céde plus facilement à l'impression du doigt, & se rétablit plus lentement. Dans la tympanite on entend un son quand on frappe le ventre : dans l'ascite on n'en entend point. Dans la tympanite on ne sent aucune fluctuation d'eau : on en sent dans l'ascite lorsque le malade se tourne. Dans la tympanite la forme du ventre ne change point par les différentes maniéres de se tenir couché : elle change dans l'ascite, à moins que l'en-

flure ne foit à fon plus haut dégré. Le gonflement des pieds & des jambes, & la mauvaife couleur du vifage, font plus ordinaires dans l'afcite que dans la tympanite. Dans cette derniére maladie le pouls eft plus fréquent & plus dur : dans l'afcite il eft plus petit & plus languiffant.

Signes qui diftinguent la tympanite fimple d'avec celle qui eft jointe à l'afcite.

174. Ce que nous avons dit (173), fait voir clairement la différence qu'il y a entre la tympanite fimple, c'eft-à-dire qui eft produite uniquement par les vents, & celle qui eft jointe à l'afcite. Ainfi dans celle-ci la tumeur de l'abdomen eft plus pefante ; & dans celle-là elle eft plus légere : dans celle-ci on fent une certaine fluctuation dans le ventre lorfque le malade fe remue ; & dans celle-là on n'en fent aucune : dans celle-ci le ventre étant frappé rend un fon qui le plus fouvent eft à peine fenfible ; & dans celle-là il eft évident : dans celle-ci il y a toujours une enflure œdémateufe des pieds ; & dans celle-là il n'y en a ordinairement point : dans celle-ci le ventre étant comprimé fe reléve lentement, & garde pendant quelque tems l'impreffion du doigt; dans celle-là il fe reléve promptement, fans qu'il refte jamais aucune marque du

doigt. Enfin ceux qui font attaqués de cette tympanite compliquée, refpirent plus difficilement & font plus mal à leur aife étant couchés, que ceux qui ont une tympanite fimple, lefquels font plus fouvent incommodés de grouillemens & de tranchées. On connoîtra par les mêmes fignes, fi la maladie approche davantage de l'afcite ou de la tympanite. Et au moyen de ce que nous avons dit ci-deffus dans ce Chapitre (depuis 155. jufqu'à 165.), on découvrira affez facilement les caufes antécédentes & éloignées de la tympanite.

CHAPITRE V.

DES SIGNES PRONOSTICS DES MALADIES VENTEUSES.

PRONOSTIC DES VENTS QUI S'ÉCHAPENT AU DEHORS, OU QUI ROULENT DANS LES INTESTINS.

175. LEs maladies flatueufes dans lefquelles les vents font vagues & mobiles, & roulent avec une certaine liberté dans le conduit alimentaire, ou s'échapent affez facilement au dehors, font affurément les moins fâcheufes de

toutes : mais celles où les vents font opiniâtrément retenus fans pouvoir fortir, font les plus cruelles. C'eft pourquoi on doit regarder les rapports, les vents inférieurs, & les grouillemens, comme des incommodités légeres & fans aucun danger : au contraire ces fortes de flatuofités en s'échapant heureufement au dehors, diffipent le plus fouvent d'autres affections venteufes plus confidérables. Le choléra fec doit être regardé comme un mal plus rare & beaucoup plus fâcheux ; car il eft accompagné de fymptômes cruels, il tient de la nature du cholera humide, qui eft une maladie fort aigue, & il a une très grande affinité avec la tympanite. Ainfi non-feulement à caufe de lui-même il demande un prompt fecours, mais encore afin que l'on prévienne en même tems des maladies mortelles qui peuvent en être la fuite, comme la tympanite, le choléra morbus, l'inflammation des inteftins, la paffion iliaque, &c.

PRONOSTIC DES VENTS RETENUS AU-DEDANS, ET SURTOUT DE LA COLIQUE VENTEUSE, DU MÉTÉORISME ET DU REFLUX DES VENTS VERS LE HAUT.

176. Mais les maladies caufées par

des vents retenus dans le corps, ne font jamais fans danger. C'eft ainfi que la colique venteufe eft une maladie cruelle & violente, capable d'attirer en peu de tems des accidens funeftes, tels que les convulfions, la paffion iliaque, la jauniffe, la fyncope, le vertige, & même l'apopléxie, à moins qu'on n'y apporte un promt fecours : car fi on la combat fans délai, pour l'ordinaire il n'eft pas fort difficile de la guérir. Quand elle revient fouvent, elle menace de la tympanite. Dans cette colique il eft avantageux que les vents fortent par en haut & par en bas; car leur fortie termine ordinairement la maladie. La colique venteufe qui a fon fiége dans l'eftomac, eft la plus dangereufe : celle qui attaque les inteftins grêles, l'eft moins : & celle qui affecte les gros inteftins, eft la plus facile à guérir. Le météorifme ou gonflement venteux qui furvient dans les maladies aigues, épouvante avec raifon le le Médecin, parce que très fouvent il donne lieu de craindre pour l'abdomen une inflammation prochaine ou naiffante, & qu'il difpofe quelquefois à la tympanite. On ne doit pas méprifer le reflux opiniâtre des vents vers le haut, qui étant joint à la conftipation annonce ou accompagne prefque inféparablement l'affection hypochondriaque - flatueufe : car outre qu'il peut attirer le vomissement , la tympanite & la passion iliaque , il peut aussi occasionner des congestions sanguines vers les parties supérieures, des maladies dangereuses de la poitrine & de la tête, la défaillance , la palpitation , le mal de tête, le vertige , & même l'apopléxie. Si ce mal est récent, il sera plus facile de le détruire : mais s'il est ancien, la chose sera très difficile.

PRONOSTIC DE LA PASSION FLATUEUSE.

177. La passion flatueuse est une maladie opiniâtre, & extrêmement fâcheuse; elle résiste le plus souvent aux remèdes, & se joue des efforts de la Médecine. La premiere espèce , qui vient du relâchement des intestins (9) , est plus douce que l'autre, qui est l'effet de leur resserrement spasmodique (10) : mais le traitement de l'une & de l'autre est presque également épineux. Celle qui vient en partie de la contraction spasmodique des intestins , & en partie de leur atonie , (11), oppose ordinairement la plus grande résistance à tous les remèdes , & c'est le fléau & l'opprobre des Médecins : car tandis que nous travaillons à rétablir dans un endroit le ressort languissant des fibres, nous augmentons dans un autre celui qui

n'elt déja que trop grand ; & tandis que
nous tâchons de rabbattre dans une partie l'excès de reffort, nous affoibliffons
encore davantage dans une autre celui qui
n'elt déja que trop foible. De cette maniére nous ne faurions remplir en même
tems & furement ces deux indications
contraires. La paffion flatueufe doit être
eftimée plus ou moins confidérable felon
que les caufes antécédentes & éloignées
font plus ou moins violentes & opiniâtres. Ainfi celle qui provient de l'affection hyftérique ou hypochondriaque, ou
d'un fang qui féjourne dans les vaiffeaux
méfentériques, eft beaucoup plus opiniâtre que celle qui doit fa naiffance à des
alimens âcres, à des paffions violentes, à
un refroidiffement indifcret. Quand elle
eft récente & qu'on la traite habilement,
elle céde quelquefois aux remèdes : mais
quand elle eft un peu ancienne, elle eft
ordinairement rébelle.

PRONOSTIC DE LA TYMPANITE.

178. On ne convient pas encore fi la
tympanite eft plus dangereufe que l'afcite.
Plufieurs Auteurs très graves tiennent
pour l'affirmative, comme Aetius (a)

(a) Tetr. III, Sermon. II. Princip. Medic, pag. 535.
Chap. 2.

qui déclare que la tympanite eſt tout-à-
fait dangereuſe, & que l'aſcite l'eſt moins ;
Aretée (a), qui dit que la tympanite eſt
plus fâcheuſe que l'aſcite ; Fienus (b),
qui la déclare la plus pernicieuſe de toutes les eſpèces d'hydropiſie, & même
mortelle ; Sennert (c), qui aſſure qu'elle
eſt la plus dangereuſe de toutes les hy-
dropiſies ; Willis (d), qui écrit que cette
maladie eſt toujours d'un ſi mauvais au-
gure, que ſon nom ſeul fait communément horreur ; & que ſi le Médecin vient
à le prononcer, on regarde auſſitôt le
malade comme déſeſperé ; Puerarius (e),
qui témoigne n'avoir jamais vû un tympanitique guéri. Avicenne, Rondelet,
& Foreſtus, ſont du même ſentiment.
D'autres Auteurs, auſſi très graves, pen-
ſent autrement, & ſoutiennent que la
tympanite eſt moins fâcheuſe que l'aſcite ;
comme l'illuſtre Duret (f), qui juge que
l'aſcite eſt plus dangereuſe que la tympanite, tant à raiſon de la cauſe qui le
produit, qu'à raiſon de l'humeur morbi-

(a) De ſign. & cauſ. diut. morbor. lib. II. Art.
Medic. Princip. vol. 1. pag. 36.
(b) De Flatib. Commente nov. cap. 11. de Pro-
gnoſtic. Flat. pag. 85.
(c) Lib, 3. part. 6. Sect. 2. cap. 4. de Tympan.
(d) Tom. 2. Sect. 2. cap. 4. de Tympan. pag. 148.
(e) Not. in Theſaur. pract. Tom. Burner. Lib. 8.
Sect. 2 ſubſect. 18.
(f) Annot in ſuam enarrat. in cap. 39. Hollerii de
Hydrope, pag. 282.

fique, de la nature des parties qu'elle attaque, & de la difficulté de la guérison. Joachin, & plusieurs autres, que je passe sous silence de peur d'être trop long, pensent de même. S'il m'étoit permis de décider entre de si grands Maîtres, je souscrirois volontiers au jugement sage & équitable de Charles Delafont (a), & je remarquerois avec lui, que tantôt l'ascite, & tantôt la tympanite, est plus dangereuse, suivant la nature & l'importance des causes qui produisent ces deux maladies. Ainsi l'ascite qui doit sa naissance à un ulcère ou un skirrhe des viscères, est sans contredit plus fâcheux que la tympanite : mais s'il provient d'une cause externe & légère, comme d'une trop grande boisson d'eau, ou d'une obstruction récente & facile à dissiper, on doit avec raison le regarder comme moins périlleux que la tympanite. Mais personne ne doute que la tympanite, de même que l'ascite, ne soit en général une maladie très obstinée & très dangereuse : aussi en meurt-il plus de gens qu'il n'en guérit, tant à raison de l'opiniâtreté pour ainsi dire habituelle des causes qui concourent à la produire, de leur différent caractère, & de la difficulté de les détruire, que parce que cette ma-

_____

(a) Dissert. Med. de Tympan. cap. de sign. prognost.

ladie se glissant sourdement, succéde le plus souvent à d'autres, sans qu'on aperçoive ses commencemens. Cette dernière raison, qui est celle qu'apporte principalement Willis, est confirmée par l'expérience. La premiére, qui ne l'est pas moins, a été soupçonnée par quelques Auteurs ; mais peu l'ont proposée ouvertement, comme Sennert, qui après avoir remarqué combien la tympanite est dangereuse, en rend aussitôt cette raison, sçavoir, *que les parties sont affectées d'une intemperie sèche & habituelle, & qu'il se trouve le plus souvent ensemble des intemperies contraires, &c.*

179. La tympanite idiopathique, récente, simple, & qui est produite par des causes légères, peut se guérir : celle qui est symptomatique, qui est au plus haut dégré, qui est compliquée, & qui dépend de causes graves, est incurable. On voit assez par ce qui a été dit ci-devant, que la tympanite intestinale est moins dangéreuse que l'abdominale, & que celle-ci menace très souvent d'une mort prochaine : car dans la premiére, l'air a encore une issue ; au lieu que dans l'autre il n'en a presque aucune. La tympanite qui tire sa naissance d'un emphysème interne, est difficile à guérir ; cependant elle est moins dangéreuse que l'abdominale. Celle qui dépend d'une tu-

meur flatueufe des tégumens, ou externe, eft la plus facile de toutes à guérir.
La tympanite fait mourir tantôt plus
promptement , & tantôt plus lentement. Celle qui eft accompagnée d'une
fiévre continue, enlève plus vîte le malade, que celle qui eft fans fiévre : car par
la chaleur fébrile, non feulement l'air de
la tympanite fe raréfie extrêmement, mais
auffi le corps étant dépouillé de fon liquide le plus fubtil, fe deffeche de plus
en plus, & fe confume pour ainfi dire. Si
la tympanite dure longtems, elle eft prefque toujours mortelle ; & Fienus (a)
avoue naturellement, n'avoir jamais vû
de tympanite ainfi confirmée, qui ait été
guérie. Il eft aifé d'en voir la raifon après
ce qui a été dit. La tympanite qui furvient dans un corps atrabilaire, n'eft pas
moins cruelle, felon Sennert (b) : car
comme dans un tel fujet les folides & les
fluides font naturellement fecs, il en ré-
fultera inévitablement cette intemperie
aride des inteftins qui conftitue la tympanite, & que les anciens appellent hectique ; & de cette maniére le corps mai-
grira & fe defsèchera plus promptement.

180. *Dans une hydropifie sèche décla-*
rée, s'il furvient des tranchées dans l'in-
teftin grêle, c'eft un très mauvais figne, dit

<hr>

(a) De Flatib. Comment. nov. cap. de Tympan.
(b) Lib. 3. part. 6. Sect. 2. cap. 4. de Tympan.

Hippocrate (*a*). Ces sortes de tranchées surviennent dans les commencemens de la tympanite, & en font les avant-coureurs; & lorsque le mal augmente, elles s'appaisent peu à peu, comme nous avons remarqué ci-dessus. Mais lorsqu'ensuite elles se renouvellent, elles font voir clairement que la tympanite doit son origine à une contraction très opiniâtre & très rébelle, que cette contraction s'augmente tout-à-coup extrêmement par une cause particuliére, ou que les flatuosités retenues au-dedans ont acquis par quelqu'autre raison que ce soit, beaucoup plus de ressort qu'elles n'en avoient auparavant, & qu'ainsi la maladie est presque insurmontable. *Lorsque la strangurie survient, c'est un mauvais signe*, selon ce même Auteur (*a*) : car elle ne survient que quand la maladie est à son plus haut dégré (150), par conséquent elle n'annonce rien que de funeste. Si donc ces deux symptômes, savoir les tranchées & la strangurie, & outre cela une très grande difficulté de respirer, une toux sèche, la soif, l'abbatement des forces, une grande enflure de l'abdomen, une extrême inquiétude, la syncope, le vomissement, & la passion iliaque, se réu-

(*a*) Coac. Præn. 9. cap. 19. lib. 3.
(*b*) Coac. 4. cap. 12. lib. 2.

niſſent ici, le malade tend à ſa fin. La mort ſera plus ou moins prochaine, ſuivant le nombre & la gravité de ces ſymptômes. Enfin la fauſſe tympanite, que cauſe un poiſon avalé, tue bientôt le malade, à moins qu'on ne la guériſſe promptement par des remèdes ſpécifiques.

PRONOSTIC DIFFÉRENT, SELON LA DIVERSITÉ DES CAUSES ET L'EFFET DES REMÉDES.

181. En établiſſant le pronoſtic de toutes les affections venteuſes, il faut toujours avoir égard aux cauſes qui ont précédé. Ainſi, par exemple, celles qui proviennent du vice des alimens, doivent être regardées comme beaucoup moins dangereuſes que celles qui tirent leur origine du mauvais état du conduit alimentaire : car le produit d'une mauvaiſe nourriture peut être aſſez facilement emporté & évacué ; au lieu que le vice qui eſt adhérent aux tuniques mêmes de l'eſtomac ou des inteſtins, ſoit qu'il conſiſte dans un trop grand relâchement, ou dans une trop grande tenſion, ou dans quelque autre choſe que ce ſoit, réſiſte plus opiniâtrément aux remèdes, & occaſionne d'autres maladies très graves. Et c'eſt ce que Galien a très bien obſervé, & qu'il

a exprimé en ces termes (a) : *Il eſt aiſé
de remédier à un ſymptôme cauſé par les
alimens ; mais celui qui provient d'un entier épuiſement des forces , aboutit à la
lienterie ou à l'hydropiſie tympanite.* Dans
le pronoſtic des affections. venteuſes , il
faut auſſi avoir égard au différent ſuccès
des remèdes. Par exemple , ſi après avoir
pris un lavement on rend des vents &
des matiéres , & que cela appaiſe la douleur , ce ſera un très bon ſigne : mais ſi
le fondement eſt tellement reſſerré qu'on
ne puiſſe prendre de lavement , ou ſi ,
après en avoir pris , on ne rend ni vents
ni matiére , ce ſera un mauvais ſigne.
Ainſi lorſqu'on examinera attentivement
la nature , la force & l'énergie des cauſes ,
les effets des remèdes qui auront été employés , le caractère & l'importance des
ſymptômes , on portera plus ſûrement un
pronoſtic ſur les différens évenemens de
ces maladies.

EXPLICATION DES MAXIMES D'HIPPOCRATE SUR CE SUJET.

182. Après avoir expliqué en détail les
cauſes , les ſymptomes , le diagnoſtic &
le pronoſtic des affections venteuſes , il ne
fera pas difficile de rendre raiſon des

____

(a) De ſympt. cauſ. pag. 25. c. claſſ. 3.

maximes d'Hippocrate qui regardent cette matiere. Je vais tâcher de les éclaircir chacune en particulier.

Dans les fiévres, lorsque le ventre etant enflé les vents ne sortent pas, c'est un mauvais signe, (a). Nous avons déja remarqué ci-dessus, que le méteorisme qui accompagne les fiévres, & qui est ici très bien désigné par le *ventre enflé,* est toujours à craindre, comme étant la marque d'une inflammation interne, ou des vents retenus & rarefiés, ou plus souvent encore de tous les deux ensemble. Mais il n'est jamais plus dangereux que lorsque persistant opiniâtrément, & ne permettant absolument aucune sortie aux vents enfermés, il annonce un excès énorme de chaleur, de sècheresse, & de resserrement spasmodique & inflammatoire dans les intestins, & il excite ou présage en même-tems plusieurs symptomes, qui en affoiblissant davantage un corps déja foible, ne font que fortifier la maladie. D'où il arrive que le malade perit d'une inflammation gangreneuse de l'abdomen, causée par la compression que souffrent les vaisseaux sanguins, & par la violence de la fiévre : ou s'il est délivré de la fiévre, il

(a) Coac. Prænot. pag. 464. Litt. D. Class. 3. edit. Mercurial Venet. apud Juntas aut Coac. Prænot. 46. lib. 1. interpr. Ludov. Dureto, Lutet. Paris. in-fol. pag. 46.

demeure tympanitique , parce que dans
certains endroits du conduit inteſtinal le
reſſerrement ſpaſmodique eſt confirmé ,
tandis qu'en d'autres endroits de ce conduit le reſſort eſt perdu. Mais ſi les
vents ſortent librement & ſans peine , le
ventre ſe desenfle ordinairement , & il n'y
a plus lieu de craindre l'inflammation ou
la tympanite. Il faut cependant faire bien
attention , que toute ſorte d'éruption de
vents ne doit pas être regardée comme
heureuſe dans les fiévres où le ventre eſt
gonflé , & même dans toutes les maladies
flatueuſes , quoiqu'en général il ſoit avantageux que les vents ſortent ſans peine :
car il arrive quelquefois , ſurtout dans la
coſique venteuſe , qu'il eſt impoſſible par
aucun moyen de faire ſortir l'air retenu au
dedans , & qu'alors la gangrêne ſurvient
tout à coup. Le funeſte relâchement dont
elle eſt ſuivie, qui diſſipe les ſpaſmes & fait
ceſſer les douleurs, ne manquera pas de procurer aux vents une iſſuë libre & facile ;
ainſi ils ſortiront abondamment, mais trop
tard. Or, pour ne pas ſe laiſſer abuſer par
ce calme trompeur, il faut avoir attention
aux autres ſignes, qui ſont la foibleſſe & l'i-
négalité du pouls, le froid des extrêmités,
la face cadavereuſe, l'inquiétude, la ſyncope, l'extrême puanteur des vents que rend
le malade ; car tous ces ſignes annoncent
une mort prochaine. C'eſt peut-être par

cette raison qu'Hippocrate parlant dans sa maxime suivante, des douleurs & des enflures des hypocondres , qui cessent par les borborygmes, les vents inferieurs, & les diarrhées , remarque que cela n'arrive ainsi que lorsque ces accidens sont récens , & ne sont point accompagnés d'inflammation.

183. *Le borborygme dans les hypo-chondres dissipe les tumeurs récentes & non inflammatoires de cette région , ainsi que les douleurs qui les accompagnent ; surtout si les vents sortent , soit seuls , soit avec les urines ou les selles. En général le borborygme est utile par lui-même , pourvû qu'il se porte vers la partie inférieure du canal (a).* La tumeur des hypocondres est ancienne ou nouvelle. La premiere , quand elle est dure & pesante, se trouve le plus souvent sans douleur, & vient d'une obstruction ou d'un skirrhe; ou si elle est accompagnée de tranchées, de rapports, de grouillemens, si elle est légere , renitente , élastique , elle s'appelle ordinairement hydropisie séche ou tympanite. Quant à la tumeur récente , si elle est avec douleur & fiévre en même-tems , elle est inflammatoire : que si elle n'est ni

(a) Coac. 11. cap. 11. lib. 2. gag. 171. interpr. Ludov. Duret. aut Coac. Præn. 486. litt. A & B .classs. 3. ed. Mercurial. Eamdem sententiam habet Hippocrates Lib. Prænotion pag. 77. & 77. litt. D. & A. classs. 1.

dure ni pefante , ni accompagnée de fiévre, mais légère, élevée, & douloureufe,
c'eft la tumeur flatueufe dont parle ici
Hippocrate , & qui provient de vents
reflerrés ou raréfiés. Ainfi il n'eft pas furprenant qu'elle s'affaife, lorfqu'il furvient
un borborygme dans les hypochondres,
qui nous apprend que les obftacles qui
retenoient les vents font forcés, & que
la nature victorieufe les pouffe rapidement vers la partie inférieure des inteftins à travers leurs différentes circonvolutions. Il ne faut pas néanmoins efpé-
rer que cette enflure incommode fe diffipe tout-à-fait, s'il n'y a fimplement que
des borborygmes : car alors les vents qui
les produifent , reftent encore dans le
corps , quoiqu'ils ayent été pouffés vers
le bas. Mais on ne pourra plus douter
de cet heureux effet, fi , peu de tems
après le bruit des borborygmes , les vents
qui n'ont pû trouver d'iffue par en haut,
fortent avec impétuofité par en bas ; ou
fi, ce qui eft encore plus à fouhaiter ,
cette éruption des vents eft accompagnée
d'une évacuation de matiéres, au moyen
de laquelle on fe trouve délivré des humeurs nuifibles ; ou fi enfin une partie
des vents s'échape par le fondement ,
& que l'autre étant pouffée dans les vaiffeaux lactées, paffe jufque dans les reins,
& s'étant mêlée avec l'urine, foit rendue

avec ce liquide. La chofe n'eft nullement impoffible : car les bulles d'air contenues dans les inteftins étant pouffées avec force & rapidité dans la maffe du fang à travers les conduits du chyle, peuvent en peu de tems être portées jufqu'aux reins, qui ne font pas fort éloignés du cœur, avant qu'elles foient intimement & exactement mêlées avec les particules de ce liquide, c'eft-à-dire avant qu'elles foient entiérement diffoutes. En conféquence elles prefferont par leur poids, leur élafticité, & leur mouvement, la férofité, avec laquelle elles fe confondront & fe mêleront plus facilement, & s'échapant enfuite par les couloirs des reins, elles procureront un plus grand écoulement d'urine. C'eft cette raifon qui a fait croire à Mazino (a), que le diabetès étoit principalement caufé par l'air. Il eft néanmoins avantageux qu'il y ait des borborygmes, & que les vents foient pouffés vers les parties inférieures, quoiqu'ils ne fortent point par le fondement, & qu'il ne furvienne ni évacuation de matiéres fécales, ni écoulement d'urine plus abondant : car fi par ce moyen la douleur & l'enflure ne fe diffipent pas tout-à-fait, au moins elles di-

____

(a) Morbor. Mechanic. Differtat. 1. de Febrib. intermittent. paragr. 24. pag. 43.

minueront, & les vents fortiront enfuite avec plus de facilité par le fecours des lavemens ou par d'autres moyens.

184. *Lorfque dans les fiévres il y a douleur aux hypochondres, avec des borborygmes, s'il furvient une douleur aux lombes, elle produit un cours de ventre, à moins qu'il ne forte des vents, ou que les urines ne coulent en abondance (a).* En effet la douleur des lombes qui fuit les borborygmes, montre que non-feulement les vents, mais auffi les humeurs qui tendoient les hypocondres, font délogés de la partie qu'ils occupoient auparavant, & font pouffés vers les gros inteftins : d'où s'enfuivra ou un cours de ventre, ou une explofion de vents, ou des urines plus abondantes. Mais qu'eftil befoin d'en dire davantage, puifque la même matiére a été fuffifamment éclaircie dans l'article précédent ? On retrouve à peu de chofe près cette Sentence d'Hippocrate dans l'aphorifme 73. fect.4. où il eft dit: *Si les hypocondres font elevés & font entendre des borborygmes, & qu'il furvienne une douleur aux lombes, le ventre fe lâche, à moins qu'ilne forte des vents, ou que les urines ne coulent en abondance. Cela arrive dans les fiévres.*

____

(*a*) Coac. 21, cap. 11. lib. 1. interpr. Ludoy. Duret. pag. 177.

185. *Si le malade a des rapports, ou s'il rend par en bas des vents sans bruit ou avec bruit, & que le ventre soit gonflé, il survient une diarrhée* (a). L'expérience fait voir qu'une diarrhée qui survient, guérit quelquefois heureusement les fiévres. Mais pour que cette évacuation salutaire arrive, il faut que l'humeur nuisible & morbifique soit domptée & atténuée par l'oscillation victorieuse des vaisseaux, & qu'après avoir acquis la fluidité convenable, les tuyaux excrétoires, plus ramollis & plus fléxibles eux-mêmes, la reçoivent, & la versent en abondance dans la cavité des intestins, pour en être ensuite chassée par leur mouvement péristaltique devenu plus prompt & plus fort. Or cette humeur nuisible ne sauroit être versée rapidement & en abondance dans le conduit intestinal, sans presser aussi-tôt l'air qui y est renfermé, sans l'entraîner avec elle en parcourant les divers contours de ce canal, sans le pousser en haut ou en bas, & enfin sans exciter dans le bas-ventre un gonflement léger & passager, en s'arrêtant un peu davantage dans quelques endroits du conduit avec cet air qui a déja été mis en mouvement, & qui fait des efforts continuels

____

(a) Coac. 148, lib. 1. interpr. Ludov. Duret. pag. 77.

pour

pour fe raréfier. C’eſt donc avec raiſon qu’Hippocrate voulant marquer dans les fiévres les ſignes d’une évacuation critique, déclare que les vents qui s’échapent par enhaut & par enbas, & le gonflement du ventre, annoncent une diarrhée critique ; de même que le dégoût, les picotemens d’eſtomac, & la ſputation fréquente, annoncent un vomiſſement prochain. Il faut néanmoins prendre garde ſi en même tems la maladie diminue, & s’il y a une coction légitime, ſi néceſſaire en pareil cas ; autrement les ſignes que nous avons rapportés, feront aiſément illuſion.

186. *Il eſt ſalutaire que les vents s’échapent par en bas doucement & ſans bruit. Mais il vaut encore mieux qu’ils ſortent avec bruit, que d’être repouſſés vers le haut ; quoiqu’en ſortant de la ſorte ils faſſent voir que le malade ſouffre, ou qu’il eſt dans le délire, à moins qu’il ne les rende ainſi de propos délibéré* (a). On ne ſauroit s’empêcher d’admirer ici l’exactitude ſcrupuleuſe du grand Hippocrate, qui pour rendre plus complete la doctrine du pronoſtic des maladies, ne dédaigne pas de traiter de la maniére dif-

(a) Coac. Præn. 486. A & B. cl. 3. edit. Mercurial. aut Coac. 10. lib. 3. interpr. Ludo / Duret. pag. 297. eadem legitur ſententia in libr. Prænotionum pag. 77 & 78. litt. D & A claſſ. 1. edit. Mercurial.

N

férente dont forcent les vents. Il feroit
bien à fouhaiter que ces fâcheux hôtes
fuſſent bannis pour toujours du corps humain : mais quand ils y font une fois logés, & qu'ils y exercent leur fureur, on
ne peut trop fe hâter de les en chaffer.
Ils peuvent fortir de pluſieurs maniéres.
Celle qu'Hippocrate eſtime avec raiſon
la plus déſirable, c'eſt lorſque l'éruption
fe fait facilement, doucement & fans
bruit; ce qui dénote que la contraction
périſtaltique des inteſtins eſt aſſez forte,
mais moderée, que la matiére flatueuſe
eſt en petite quantité, ou qu'elle eſt tem-
perée & domptée par un mélange d'humidité, enfin que le paſſage eſt très-ou-
vert & très-libre. On juge au contraire
que la fortie des vents qui eſt bruyante,
n'eſt pas fi favorable, parce qu'elle annonce clairement que la contraction périſtaltique des inteſtins eſt trop forte, ou
que les vents font en trop grande abondance, ou qu'ils font trop fecs & trop
élaſtiques, & font des efforts trop violens, ou enfin que la voye eſt trop retrécie. Mais après tout il vaut encore
mieux pour le malade que les vents fortent par en bas, même avec bruit, que
d'être repouſſés vers le haut, faute de
trouver une iſſue inférieurement. Car au
moins en fortant ainſi, quelques fonores
qu'ils foient, ils diminuent la douleur &

le gonflement, & ne nuifent plus au
corps ; au lieu qu'étant repouflés en haut,
ils ne s'en vont point, mais demeurent
dans les entrailles, & caufent des tranchées, des douleurs cruelles, quelquefois même la tympanite, & d'autres
fymptômes encore plus redoutables. Cependant, pour porter fon jugement fur
l'éruption bruyante des vents qui fe fait
par en bas dans les maladies, il faut connoître les mœurs & le caractère du malade:
car fi c'eft un homme qui ait toujours eu
à cœur la modeftie & la bienféance fur cet
article, furtout s'il fe trouve alors en
préfence de perfonnes qu'il avoit coutume
de refpecter, cela marque de deux chofes
l'une ; ou que la violence de la douleur
qu'il reffent dans l'abdomen, l'oblige
malgré qu'il en ait, de rendre ainfi des
vents, fans égard à la bienféance ; ou
que n'étant pas dans fon bon fens, &
ayant déja le tranfport, il ne prend pas
garde à ce qu'il fait. Mais on n'aura pas
lieu de juger que le malade ait le tranfport ou qu'il fouffre des douleurs, fi
c'eft uniquement par néceffité, avec ré-
flexion, & après en avoir demandé la
permiffion aux affiftans, qu'il rend des
vents avec bruit ; ou bien fi c'eft un homme fans pudeur, & qui n'ait aucun égard
aux perfonnes qui font préfentes. Il vau-
droit mieux feulement que les vents for-
tiffent fans éclat.　　　　　N ij.

187. Ces Sentences du grand Hippocrate (depuis 182. jufqu'à 187.) font fi juftes & fi bien afforties à notre fujet, que nous avons crû devoir en enrichir notre ouvrage, pour fuppléer par cet ornement à fa sècherefse, le rendre plus lumineux & plus intéreffant, & lui mériter un accueil plus favorable dans la république médecinale. En effet fi l'on veut que des écrits fur la pratique foient goûtés des habiles Médecins, & acquiérent une réputation immortelle, la doctrine d'Hippocrate doit y dominer, & en être, pour ainfi dire, l'affaifonnement : fans cela ils n'auront qu'un faux brillant & un éclat paffager, & manquant d'un fondement folide, ils tomberont bientôt, & feront méprifés. Mais quoiqu'Hippocrate ait furpaffé tous les autres hommes dans la fcience de la Médecine, & qu'il ait prefque toujours prononcé des oracles, comme s'il eût été divinement infpiré ; néanmoins, comme les hommes font fujets à fe tromper, il lui eft échappé certaines chofes qui paroiffent ne pas s'accorder tout-à-fait avec la vérité. Tel eft l'aphorifme 72. fect. 5. qui a rapport à mon fujet, & où il eft dit : *Ceux qui ont la jauniffe, ne font pas fort tourmentés de vents.* La jauniffe tire fon origine du défaut d'écoulement & du reflux de la bile qui doit être filtrée

ou qui l'est déja dans le foie. Cette liqueur qui est la matiére du mal , est visqueuse, grossiére, & très-rallentie, ou
bien elle est âcre, échauffée, & agitée.
L'un & l'autre de ces deux cas favorise
la production des vents, bien-loin d'y
être un obstacle. Dans le premier, si le
défaut de bile & la viscosité des liquides
font juger que le conduit alimentaire
manque de ressort, on a en cela une
cause très-capable d'occasionner des vents
(86). Dans le second cas, si on reconnoît une chaleur trop vive, voilà une
autre cause encore plus propre à produire
le même effet (59. 82.). Si la jaunisse
est symptomatique, & s'est jointe à une
fiévre qui ait précédé & qui subsiste encore, ou à une inflammation du foie qui
lui ait donné naissance ; alors , outre la
chaleur excessive, & la trop grande impétuosité du sang , qui accompagne toujours les maladies où il y a fiévre, ce
liquide ne pouvant parcourir les vaisseaux
du foie, abordera en plus grande abondance à l'estomac & aux intestins par les
artères gastriques & mésentériques, &
en même tems retournera plus difficilement dans la veine-porte par les veines
qui répondent à ces artères. En conséquence les vaisseaux orbiculaires des intestins étant gonflés par le sang , le conduit alimentaire sera resserré , s'échauf-

fera, deviendra plus fenfible, & fera prêt
à s'enflammer. Or ce refferrement avec
phlogofe eft extrêmement propre à retenir & à exciter des vents, comme nous
l'avons montré ci-deffus (79. 92. &
ailleurs). Il faut ajouter à cela une chofe
qui eft conftatée par l'expérience, c'eft
que les perfonnes qui ont la jauniffe font
très-fouvent tourmentées de vents. Hippocrate en rapporte lui-même un exemple dans l'hiftoire d'Apollonius d'Ab-
dere (a), qui mourut ayant la jauniffe,
& qui, comme il le témoigne, ne laiffoit pas d'avoir beaucoup de vents. D'ailleurs il n'eft pas rare que la jauniffe fe
joigne à la tympanite, comme nous l'a-
vons dit ci-deffus après d'autres. Ainfi il
paroît que cet aphorifme d'Hippocrate
n'eft pas exactement vrai. On peut néanmoins l'expliquer, en difant que les icté-
riques ne font pas extrêmement fujets
aux vents, parce que felon Hippocrate,
les vents proviennent d'un défaut de chaleur, & qu'au contraire dans ceux qui
ont la jauniffe, l'humeur bilieufe qui la
produit, excite fouvent une chaleur âcre
& mordicante. Enfin il faut remarquer
qu'Hippocrate dans fon aphorifme a
ajouté *pas extrêmement*, modifiant ainfi

(a) Lib. 3. de Morb. popular. fect. 3. pag. 135.
litt. A.

la propofition négative univerfelle, comme a obfervé Galien (a), & ne niant pas
que les vents puiffent fe rencontrer avec
la jauniffe.

(a) In aphor. Hydrop. Commentar. V.

Fin de la premiere Partie.